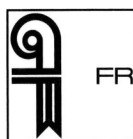

Stefanie Barschdorf

SÜSSER GENUSS

FÜR IHRE

GESUNDHEIT

Friedrich Reinhardt Verlag Basel / Berlin

Die Deutsche Bibliothek – CIP-Einheitsaufnahme

Barschdorf, Stefanie:
Süsser Genuß für Ihre Gesundheit / Stefanie Barschdorf. –
Basel; Berlin: F. Reinhardt, 1995
ISBN 3-7245-0857-3

Satz: Karl-Heinz Barschdorf
Fotos: Atelier 1, Roland Matt, Bad Säckingen
Herausgeber: Birlin-Mühle GmbH, Degerfelden
Printed in Switzerland by Reinhardt Druck Basel

ISBN 3-7245-0857-3

INHALTSVERZEICHNIS

VORWORT

Was Nahrung uns heute bedeutet

"Essen hält Leib und Seele zusammen." Dieser alte Spruch aus dem Volksmund hat auch in der modernen Zeit scheinbar nichts von seiner Bedeutung verloren. Seit Jahrzehnten geben die Fachleute der Ernährungswissenschaft ihre Ratschläge zur gesunden Ernährung kund. "Ernährung" ist bald jedermann ein Begriff – doch beim "Essen" wird dieses Wissen kaum umgesetzt.

Essen bedeutet heute mehr, als nur den Hunger zu stillen. Genuß und Freude am Essen stehen an erster Stelle. Abwechslungsreich und ideenreich soll es sein, einfach und schnell in der Zubereitung und aus vertrauten Zutaten bestehen. Ist das Verzehrte dann zufällig noch gesund, so darf es das gerne sein – als unauffällige Beilage, versteht sich!

Aber es geht noch weiter: Essen soll uns fit und in Schwung halten, zahlreiche Allgemeinbeschwerden wie Konzentrationsmangel und Nervosität vermeiden, suchtartige Gelüste und Heißhunger steuern, sehr gut schmecken, optisch gut aussehen und zu alledem noch Übergewicht vermeiden.

Daß alle diese Wünsche tatsächlich ohne Aufwand und große Umstellung zu verwirklichen sind, zeige ich in meinem ersten Buch "Gute Kochideen für Ihre Gesundheit", welches in der 5. Auflage im Friedrich Reinhardt Verlag erschienen ist. Zahlreiche positive Rückmeldungen und die rasche Verbreitung des Buches durch Mundpropaganda bestätigen dies.

Mit diesem zweiten Band möchte ich zeigen, wie die Forderung nach ballaststoffreicher, fettarmer Kost mit süßen Köstlichkeiten verwirklicht werden kann. Süße Hauptgerichte wie zu Großmutters Zeiten haben in der modernen Ernährung tatsächlich wieder ihren Platz. Kohlenhydratreich soll die heutige Kost sein, um den Menschen nervenstark und belastbar zu halten – nur auf die richtigen Kohlenhydrate kommt es an. Komplex sollen sie sein und von Ballaststoffen begleitet. Der empfohlene Anteil von 60% Kohlenhydraten läßt sich nur verwirklichen, wenn den pflanzlichen Nahrungsmitteln wie Getreide, Obst, Gemüse und Kartoffeln der absolute Vorrang in jeder Mahlzeit eingeräumt wird. Mehlspeisen und Kartoffelgerichte, kombiniert mit Obst und abgerundet mit Milch als wertvollen Eiweiß- und Calciumlieferanten, gewähren bei fettarmer Zubereitung eine optimale Nährstoffzufuhr.

Die süßen Gaumenfreuden sollen nun in diesem Buch voll auf ihre Kosten kommen.

Hintergründe über unsere süßen Gelüste bis hin zur Sucht, Stoffwechselvorgänge, die den Appetit und das Gewicht steuern können, und viele Informationen zu Süßungsmitteln und deren sinnvollen Einsatz finden Sie in den folgenden Kapiteln.

Ich wünsche allen Lesern viel Freude an diesem Buch, gutes Gelingen und echten Genuß.

Stefanie Barschdorf

EINLEITUNG

Süße Gerichte für unsere Gesundheit – ist das machbar?

Was verstehen wir eigentlich unter etwas Süßem? Ist es zuckersüße Schokolade oder Pralinen, sind es klebrige Bonbons oder Zuckerwatte, cremiges Eis oder auch ein Fruchtjoghurt? Kann es ein Stück Obst oder ein Früchtesalat sein, ein Kompott oder ein Pudding, vielleicht sogar ein Pfannkuchen mit Marmelade gefüllt, ein süßer Grießbrei oder einfach ein ganz normales Honig- oder Marmeladenbrot?

Da ist es schon – das *Problem der Definition!*

Jeder für sich versteht etwas anderes unter dem süßen Genuß. Und zwar je nach Gewohnheit und Umfeld steigt der Grad des Zuckergehaltes an, um ein Nahrungsmittel überhaupt als "süß" anzuerkennen.
Unsere Geschmacksnerven für süß liegen vorne auf der Zungenspitze. Sie sind empfindlich, und bei regelmäßig starken süßen Reizen nutzen sich die Geschmacksknospen ab – wir empfinden das Süße nicht mehr so stark.

Darüber hinaus sind die Geschmacksnerven überreizt und verlangen nach mehr. Die Genußmittel werden zur Genußsucht. Umgekehrt ist es ähnlich: essen wir lange Zeit nichts stark Zuckeriges mehr, so werden wir ein winziges Stückchen Schokolade schon als völlig übertrieben gezuckert empfinden. Von Natur aus müßte für unsere Süßempfindung ein Stück Obst, ein Schluck Milch oder etwas Trockenfrüchte bereits genügen.

Nun aber zurück zur Kernfrage: *Ist Süßes für unsere Gesundheit überhaupt machbar?*

Ausschlaggebend für den gesundheitsbezogenen Aspekt der Nahrung ist die richtige Dosierung von Eiweiß, Fett, Kohlenhydraten und ihr Vitamin- und Mineralstoffgehalt.
Süße Milch-Getreide-Obstbreie, wie sie für Babies und Kleinkinder zubereitet werden, gehören zu den ausgewogensten Speisen im Nährwert überhaupt. Schmelzflocken enthalten sogar die Bestandteile des vollen Korns, liefern B-Vitamine, Eisen, Mineralstoffe und die wichtigen Ballaststoffe.

Schädlich sind nur die Süßigkeiten, die, außer "süß" zu sein, dem Körper nichts bieten oder im Verhältnis viel zu wenig bieten von dem, was er eigentlich braucht. Die Energie können wir körperlich gar nicht verarbeiten.

Auch süße Hauptgerichte können absolut vollwertig sein. Früher gehörten sie zur wöchentlichen Gewohnheit. Sie bestehen in der Hauptsache aus Getreide in Form von Mehl, Flocken, Grieß usw. unter Zugabe von Früchten oder Mus und Milch. Sehr beliebt sind Mehlspeisen wie Pfannkuchen, Schmarrn, Strudel, Dampf- und Rohrnudeln, süße Aufäufe mit Reis oder Hirse, süße Knödel, Kartoffelgerichte wie Kartoffelnudeln, Zwetschgenknödel usw. Verwendet man für diese Gerichte Vollkornmehle und Fett nur sparsam, so lassen sich unter der Verwendung von Milch und evtl. Eiern die vollwertigsten Gerichte zaubern, die alle Nährstoffe in einem gut ausgewogenen Verhältnis enthalten und hervorragend geeignet sind, die empfohlene Kohlenhydratzufuhr zu sichern.

Süße Desserts können ein Hauptgericht hinsichtlich des Nährwerts sinnvoll ergänzen. So eignen sich nach einem ballaststoffarmen Fleisch- oder Fischgericht sehr gut Früchtespeisen in Kombination mit Nährmitteln wie z.B. Vollkorngrieß, Getreideflocken, Haferkernkleie u.ä. Zu fleischlosen Gerichten wie z.B. Eintöpfen aus Hülsenfrüchten, Gemüsen, Kartoffeln oder Getreide- und Gemüsefrikadellen passen ergänzend sehr gut Milch- oder Quarkspeisen, um die Gerichte mit der nötigen Menge Eiweiß und Calcium anzureichern.

"Allein die Dosis macht´s, ob ein Ding ein Gift ist",

sagte Paracelsus bereits vor vielen Jahren – und damit hatte er ohne Zweifel recht.

GRUNDLAGEN

Die Lust auf den süßen Genuß

Wann verspüren Sie am meisten Lust auf Süßes?
Ist es nach anstrengendem Arbeitstag, nach Ärger und Frustsituationen, bei längeren Autofahrten, aus Langeweile oder gerade nach besonders reichhaltigen, üppigen Mahlzeiten?
Eine körperliche Ursache haben alle den Süßhunger auslösenden Situationen gemeinsam:
Unser Organismus meldet mit diesem Signal einen Bedarf an, den wir im Hinblick auf das reichhaltige Angebot der Süßwarenindustrie in diese Richtung hin deuten. Hier ein Riegel Schokolade, da eine Praline, dort ein Eis, drüben ein Stück Kuchen. Dazu bei jeder Kasse im Laden oder an der Tankstelle das verführerische Süßwarensortiment, für das so mancher jeden Sparvorsatz vergißt. Man gönnt sich ja damit etwas Gutes!

Braucht der Mensch das Süße?

Ist es eine angeborene Vorliebe oder eine anerzogene Gewohnheit?

Was tun, wenn das Genußmittel Zucker zum Suchtmittel wird?

Diese Fragen sollen in den folgenden Kapiteln geklärt werden.

Der menschliche Bedarf an Kohlenhydraten

Kohlenhydrate sind Zucker in verschiedenartigen Strukturen. Im kleinsten unterscheiden wir drei wesentliche Zuckermoleküle:

- *Glukose (Traubenzucker)*

- *Fruktose (Fruchtzucker)*

- *Galaktose (Bestandteil des Milchzuckers).*

Diese Einfachzucker verbinden sich miteinander zu verschiedensten Zweifachzuckern (Abb. Seite 16): z.B. zu Zucker, Honig, Malzzucker und zu Vielfachzuckern wie z.B. Stärke.
Die Kohlenhydrate sind in erster Linie Energielieferanten. Ein Gramm spendet unserem Organismus etwa 4 Kilokalorien bzw. 17 Kilojoule Energie.

50-60% der täglichen Energiezufuhr sollte aus Kohlenhydraten bestehen. Das heißt, unsere Nahrung müßte zu fast zwei Dritteln aus Kohlenhydraten bestehen. Tut sie das? Nach den heutigen Verzehrsgewohnheiten wohl kaum.

IST- und SOLL-Situation in der BRD (laut Ernährungsbericht der DGE) in Gramm pro Tag als Beispiel:

	Eiweiß	Fett	Kohlenhydrate	Ballaststoffe
IST	140 g	160 g	140 g	15 - 20 g
SOLL	60 g	60 g	200 - 220 g	30 - 40 g

Bei Eiweiß und Fett liegen wir um über das Doppelte zu hoch, bei Kohlenhydraten und Ballaststoffen um die Hälfte zu niedrig.

Und das, als Dauerzufuhr gesehen, läßt vermuten, daß das für unseren Organismus Folgen haben kann. Kein Automotor hält auf Dauer ein schlechtes Benzingemisch aus, ohne kaputt zu gehen. Unsere Organe und Gefäße im Körper passen sich schlechter Nahrungszufuhr jahrelang an und versuchen, ein Defizit auszugleichen. Aber über Jahrzehnte anhaltende tägliche Überlastung führt unweigerlich zu Schäden, also zu Krankheiten und zahlreichen Störungen im Allgemeinbefinden.

GRUNDLAGEN

Ernährungsbedingte Krankheiten:

Übergewicht

Diabetes mellitus

Fettstoffwechselstörungen

Arteriosklerose (Verkalkung der Gefäße)

Magen-, Darmkrankheiten

Leber-, Gallekrankheiten

Gicht

Arthrose

Rheuma

u.v.a.

Ernährungsbedingte Störungen im Allgemeinbefinden:

Heißhunger und suchtartige Gelüste

Konzentrationsschwäche

Nervosität

Müdigkeit und Schlappheit

Depressionen und Schlafstörungen

Streßanfälligkeit

verminderte Abwehrkräfte ...

Der Kohlenhydratverzehr muß um das Doppelte gesteigert werden

Die pflanzlichen Lebensmittel, die Kohlenhydrate enthalten, gehören also in den Mittelpunkt jeder Mahlzeit. Die Grundnahrungsmittel Getreide (Brot, Teigwaren, Mehl, Grieß, Flocken usw.), Gemüse und Kartoffeln, Obst und Milch mit Milchzucker und hohem Calciumgehalt müssen wir vermehrt Beachtung schenken und in den Mittelpunkt jeder Mahlzeit stellen. Diese Kohlenhydratlieferanten liefern gleichzeitig zahlreiche Vitamine und Mineralstoffe und sorgen deshalb für ein ausgeglichenes körperliches und seelisches Wohlbefinden.

Die industrielle Verarbeitung der Grundnahrungsmittel führt meistens zu erheblichen Einbußen im Vitamin- und Mineralstoffgehalt. Wird das Getreide geschält und die Kleie vom Mehlkörper entfernt, so enthält das Mehl (Type 405 oder Weißmehl) nur noch knapp ein Viertel dieser lebensnotwendigen Bestandteile.

Reiner Zucker, Honig und fast alle Süßungsmittel enthalten ebenfalls von diesen wichtigen Substanzen nur sehr wenig bis gar nichts und müssen sparsam dosiert verwendet werden (siehe Tabelle Seite 16).

GRUNDLAGEN

Tabelle: Nährwertvergleich von Süßungsmitteln

Gehalt pro 100 g	Zucker	Honig	Rohzucker	Vollrohrzucker	Vollkornbrot
Calcium	12	5	85	75	63
Magnesium	0	3	15	80	92
Eisen	0,1	1	0,8	2	2
Vitamin B 1	0	0,03	0,01	0,14	0,23
Vitamin B 2	0	0,05	0,006	0,14	0,15
Vitamin B 6	0	0	0	0,4	0,36
Vitamin C	0	1	0	38	0

Beachten Sie, daß beim Vergleich der Nährwerte von 100 g pro Süßungsmittel ausgegangen wurde. Zwei Scheiben Vollkornbrot enthalten also zehnmal so viel B-Vitamine wie 10 Eßlöffel Honig!

Kohlenhydrate regulieren das Körpergewicht und den Appetit

Kohlenhydrate gelangen je nach Höhe ihres Ballaststoffgehaltes unterschiedlich schnell ins Blut.
Wir unterscheiden dabei schießende, strömende und tropfende Kohlenhydrate.

- **schießen – *Zucker, Honig u.ä.***

- **strömen – *Obst und Milch***
  Kartoffeln
  Weißmehlprodukte

- **tropfen – *Getreide- und***
  Vollkornprodukte
  Hülsenfrüchte und Gemüse

Je schneller die Kohlenhydrate in die Blutbahn gelangen, um so höher steigt im Blut der Insulinspiegel an. Das Hormon *Insulin* sorgt für die Einschleusung des Zuckers in die Zellen und reguliert somit den Blutzuckerspiegel.

Das *Insulin* bewirkt aber noch mehr:

- es fördert Appetit und Heißhunger
- es fördert die Fetteinlagerung ins Gewebe
- bremst den Fettabbau im Gewebe
- verstärkt den Süßhunger

Zuviel schießende Kohlenhydrate wie Zucker, Honig, Säfte u.ä. lösen also einen teuflischen Kreislauf aus und schaden somit der Figur und dem körperlichen Wohlbefinden.

GRUNDLAGEN

Wie wirken komplexe Kohlenhydrate im Körper?

Kohlenhydrate, die nur langsam in die Blutbahn tropfen, bremsen den Insulinanstieg ab.
Der niedrige Insulinspiegel hat für unser Wohlbefinden wesentliche Vorteile:

- die Eßgier (suchtartige Gelüste) verringert sich, die Gedanken kreisen nicht ständig nur ums Essen und man kann mit Freude andere Hobbies ausführen.

- die Bereitschaft zum *Fettabbau* in den Zellen ist gefördert.

Das heißt also, daß Menschen, die sich fast ausschließlich von tropfenden Kohlenhydraten ernähren, viel seltener Gewichtsprobleme haben werden als solche, die sich hauptsächlich von strömenden und schießenden Kohlenhydraten ernähren.
Gleichzeitig enthalten die tropfenden Kohlenhydrate in größeren Mengen B-Vitamine (auch Nerven- und Streßvitamine genannt) und Mineralstoffe, so daß der Körper zugleich Reserven auffüllen kann, um sich gegen zahlreiche Einflüsse von außen (Umwelt, Streß usw.) zu schützen.

Kohlenhydrate schaffen gute Laune!

Neueste Erkenntnisse aus der Ernährungsmedizin haben den Beweis geliefert:

Kohlenhydrate sind Stimmungsmacher!

Kohlenhydratreiche Kost fördert die Aufnahme von der Aminosäure Tryptophan in das wichtigste Zentrum (Hypothalamus) unseres vegetativen Nervensystems im Gehirn.
Aus Tryptophan wird Serotonin gebildet, das unsere Stimmung beeinflußt:
Serotonin sorgt dafür, daß die richtigen Impulse aus den Nervenleitungen an die Nervenzellen übermittelt werden.
Wenig *Tryptophan* im Gehirn, wie z.B. nach eiweiß- und fettreichen Mahlzeiten, läßt zuwenig Serotonin entstehen.

Es werden so gefördert z.B.:

- Süßhunger
- Mißstimmung
- Menstruationsbeschwerden
- Depressionen
- Schlafstörungen.

Mit Getreideprodukten, Obst und Gemüse und allem, was daraus hergestellt wird, sorgen Sie also dafür, daß genügend Tryptophan ins Gehirn kommt und Sie psychisch von innen her gestärkt sind.

Also:
Nichts wie ran an die Kohlenhydrate – aber eben an die tropfenden!

GRUNDLAGEN

Woher kommt der Heißhunger auf Süßes?

Süßhunger meldet sich dann, wenn dem Körper bestimmte Substanzen fehlen, die er braucht. Häufig handelt es sich um einen erhöhten Bedarf an den B-Vitaminen, die auch Nerven- und Streßvitamine genannt werden.

Zahlreiche Stressoren sind uns gar nicht bewußt wie z.B. Wetterlage, Autoverkehr, Lärm und ständige Reize für unsere Sinnesorgane (Lichter, Düfte, Musik, Farbsignale u.ä.).

Auch Bewegungsmangel, Hunger und Durst, mangelnde Anerkennung in Familie und Beruf, Kummer, zu hoch gesteckte Ziele an sich selbst u.v.a. versetzen unseren Körper unter unbewußten Dauerstreß. Unkontrolliertes Essen und Heißhunger auf Süßes sind die logischen Folgen. Streß macht darüber hinaus willensschwach, so daß gute Vorsätze in den ausschlaggebenden Momenten in den Wind geblasen werden.

Eine weitere Verstärkung des Süßhungers entsteht durch eine überhöhte Eiweiß- und Fettzufuhr. Wer kennt nicht die Gelüste auf etwas kleines Süßes nach einer üppigen Mahlzeit? Da kann der Magen noch so voll sein – die Geschmacksnerven lassen Sie nicht in Ruhe, und das süße Etwas kann nicht süß genug sein.

Was tun bei ständigem Süßhunger?

Füllen Sie Ihre Reserven auf. B-Vitamine bekommen Sie durch alle Vollkornprodukte (Brot, Nudeln, Mehlspeisen ...), Hülsenfrüchte, Nüsse und Samen (Vorsicht hoher Fettgehalt!).

Durch Hitzeeinflüsse wie Kochen und Backen werden diese Vitamine in ihrer Struktur verändert oder zerstört, so daß die Nahrungsmittel Einbußen bis zu 50% in Kauf nehmen müssen.

Um so richtig aufzutanken, verzehren Sie das Getreide am besten roh – in Form von einem fruchtigen Müsli. Wichtig bei dieser Speise ist, daß Sie genügend Flocken oder Schrot unter einen fruchtigen Obstsalat mit ein paar Nüssen oder Mandeln, etwas Milch oder Joghurt mischen. Das Müsli sollte so gut schmecken, daß es ein richtiger Genuß ist und Sie sogar ein Eis dafür stehen lassen würden. An diesem Gericht essen Sie sich richtig satt. Es liefert dem Körper in konzentrierter Form alles, was er braucht, um die Reserven auffüllen zu können.

So ein Müsli essen Sie einmal am Tag statt einer Mahlzeit – sie werden merken, wie der Heißhunger und die Sucht auf Süßes zurückgeht und Sie leistungsfähiger und belastbarer werden. Das Süße zwischendurch können Sie dann ganz bewußt ab und zu wieder ohne Gier so richtig genießen!

Die Verwendung von Haushaltszucker

Zucker liefert wie alle Kohlenhydrate Energie – aber leider nur Energie ohne Vitamine und Mineralstoffe – und ist daher für unseren Körper überflüssig und wertlos. Um das "leere Kohlenhydrat Haushaltszucker" abzubauen, muß der Körper Vitamin B 1, Kalk und Mineralstoffe abgeben. Das kann langfristig zu Karies, Stoffwechselstörungen, Krankheiten und gesundheitlichen Mangelerscheinungen führen. Müdigkeit, Schlafstörungen, Kreislaufbeschwerden, Konzentrationsschwäche, Magen- und Darmstörungen können Folgen eines zu hohen Zuckerkonsums sein.

Wieviel Zucker ist gesundheitlich vertretbar?

Etwa 40 g Zucker am Tag können laut DGE (Deutscher Gesellschaft für Ernährung e.V.) unbedenklich verzehrt werden, das sind etwa 4 Eßlöffel. Eine Tasse Kakao, ein Riegel Schokolade, ein kleines Stück Kuchen oder eine kleine Süßspeise als Dessert sind also durchaus vertretbar. Auch hier gilt ganz einfach die Regel:

"Die Dosis macht´s..."

Der Bundesdurchschnitt im Zuckerverzehr liegt jedoch wesentlich höher. Das verwundert einen nicht, wenn man den versteckten Zuckeranteil einmal unter dem Strich summiert:

2 Tassen Kaffee, gezuckert	20 g
1 Tasse Kakao	10 g
1 Portion Cornflakes	5 g
1 Glas Limo oder Fruchtsaft	25 g
3 Bonbons oder Pralinen	15 g
1 Riegel Schokolade	15 g
1 Fruchtjoghurt	10 g
100 g Butterkekse o.ä.	50 g

insgesamt 150 g !

Süßstoffe statt Zucker?

Süßstoffe wie Aspartame, Cyclamat oder Saccharin liefern keine Energie und sind deshalb beliebtes Süßungsmittel für alle, die mit ihren Pfunden kämpfen. Diabetiker verwenden Süßstoffe, weil sie keinen Einfluß auf den Blutzuckerspiegel haben und zudem energiefrei sind. Der krebserregende Verdacht von Süßstoffen konnte bisher nicht nachgewiesen werden. Aber:

Süßstoffe fördern den Appetit und steigern den Süßhunger!

Zu diesem Ergebnis kam eine Studie an zwei Personengruppen. Die eine Gruppe verwendete über mehrere Wochen Süßstoffe als Süßungsmittel, die andere Gruppe nahm statt dessen minimale Mengen an Zucker zum Süßen. Mit Erstaunen stellte man bei der Auswertung der Nahrungsprotokolle fest, daß die erste Gruppe, die ausschließlich Süßstoffe verwendete, im Durchschnitt 200 Kalorien pro Tag mehr verzehrte als die Personen mit eingeschränktem Zuckerverzehr.

Ein weiterer Nachteil der Süßstoffe ist, daß die Gewöhnung unserer Geschmacksnerven an die Süßempfindung gleich bleibt und somit die Gier und das suchtartige Verlangen nach starker Süße nicht eingedämmt werden kann.

Die Süßkraft ist bei allen Süßstoffen um ein Vielfaches höher als die des Zuckers. Dosieren Sie also sparsam!

Der Süßstoff Aspartam eignet sich nicht zum Kochen und Backen - seine Süßkraft geht beim Erhitzen verloren.

Tabelle: *Süßstoffe, ihre Süßkraft im Vergleich zu Zucker und die empfohlene Höchstmenge pro Tag*

	Süßkraft	**ADI-Werte (mg/kg)**	**in 1 Liter Getränk (mg)**
Saccharin	300	0 - 2,5	100
Cyclamat	30	0 - 11	400
Aspartam	200	0 - 40	600
Acesulfam-K	200	0 - 9	350

GRUNDLAGEN

Die Zuckeraustauschstoffe

Das sind Zuckerstoffe, die den gleichen Brennwert haben, wie unser Haushaltszucker, also dieselben Kilojoule oder Kalorien liefern. Vitamine und Mineralstoffe sind ebenfalls nicht enthalten. Einen Vorteil haben jedoch die *Zuckeraustauschstoffe:* Sie werden ohne Insulin im Körper verstoffwechselt. Das bedeutet, daß auch der Appetit und Heißhunger nicht gefördert werden und die Fetteinlagerung ins Gewebe weniger gefördert wird als mit normalem Haushaltszucker, Honig oder Dicksäften. Da ihre Süßkraft der des Zuckers ähnlich ist, genügt es, die Zuckermengen in den Rezepten einfach auszutauschen. Im Geschmack sind sie wie Haushaltszucker neutral.

Die bekanntesten *Zuckeraustauschstoffe* sind:

Sorbit, Mannit, Xylit, Fruchtzucker, Isomalt, Glukosesirup ...

Fruchtsirups

Aus allen Früchten kann man durch Einkochen und Eindicken konzentrierte süße Siruparten herstellen. Sie enthalten neben dem Zucker und den spezifischen Aromastoffen die Vitamine und Mineralstoffe der Früchte (z.B. Ahornsirup, Birnendicksaft).

Gibt es gesunde Süßungsmittel?

"Alle Süßungsmittel (mit Ausnahme der energiefreien Süßstoffe) sind Kalorienbomben! Vertretbar sind sie dann, wenn der Körper die damit gelieferte Energie verarbeiten kann, z.B. bei schwerer körperlicher Arbeit, Sport u.ä."

Deshalb gilt als Faustregel:

So wenig süßen wie möglich und soviel als unbedingt nötig!

- *Urzucker* oder *Vollrohrzucker* ist nichts anderes als getrockneter Zuckerrübensirup.

- *Ahornsirup* ist der eingedickte Saft des Zuckerahornbaumes. Er süßt sehr gut und schmeckt aromatisch.

- *Apfel- und Birnendicksaft* sind eingedickte Fruchtsäfte ohne Zuckerzusatz.

- *Honig* enthält minimal Mineralstoffe und Vitamine, aber auch Enzyme, Pigmente und Pollenkörner. Beim Erhitzen werden viele dieser Inhaltsstoffe zerstört.

- *Zuckeraustauschstoffe* wie Fruchtzucker, Sorbit, Mannit und Xylit werden im Darm langsamer als Haushaltszucker aufgenommen und erhöhen nicht den Insulinbedarf im Blut. Für Diabetiker sind sie deshalb als Süßungsmittel geeignet. Sie liefern aber genauso viel Energie wie Zucker. Ihre Süßkraft ist etwas geringer. Sorbit kann im Darm abführend wirken.

Der Süßungstip:
Süßen Sie mit zerhacktem Trockenobst oder mit pürierten Früchten. Je kleiner das Obst zerkleinert wird, um so stärker wird die Süßkraft, und ein Nachsüßen erübrigt sich! Müsli süße ich z.B. grundsätzlich mit vollreifer zerdrückter Banane. Habe ich mehrere vollreife Bananen, die ich auf einmal nicht verwenden kann, so friere ich sie in einer Dose ein – das gibt bei nächster Gelegenheit ein leckeres Eis.
Damit umgehen Sie bei vielen Süßspeisen die Diskussionen um die Frage der Wahl des Süßungsmittels.

GRUNDLAGEN

Wie gehe ich um mit dem süßen Genuß?

Hier ein paar Vorschläge, die Sie beachten können:

- Süßigkeiten sind Genußmittel und können zur Genußsucht führen.
  Deshalb: Dosieren sie sparsam und geniessen Sie umso intensiver!

- Wußten Sie schon, daß in einem Glas Limo, Cola oder Fruchtsaft etwa acht Stück Würfelzucker enthalten sind?
  Verzichten Sie weitgehend auf diese zuckerreichen Getränke!

- Verwenden Sie für selbstgebackene Kuchen und Kekse Vollkornmehl und gut ein Drittel weniger Zucker, als in herkömmlichen Rezepten angegeben.

- Stellen Sie süße Desserts selbst her und süßen Sie sparsam. Oft genügt der natürliche Zuckergehalt der reifen Früchte.

Zu den Rezepten:

Alle Rezepte sind, wenn nicht anders angegeben für 4 Personen berechnet.

Abkürzungen:

g	=	Gramm
kg	=	Kilogramm
Tr.	=	Tropfen
EL	=	Eßlöffel
TL	=	Teelöffel
ml	=	Milliliter
cl	=	Centiliter
l	=	Liter
Msp.	=	Messerspitze
P.	=	Päckchen
Sch.	=	Scheibe
R.	=	Riegel
kcal	=	Kilokalorien
kJ	=	Kilojoule
BE	=	Broteinheit (1 BE = 12 g Kohlenhydrate)

Hirse-Früchte-Auflauf

200	g	Hirse
800	ml	Wasser
1/8		Milch, 1,5% Fett
100	g	Magerquark
2		Eier
		Vanille, Süßstoff
		Schale und Saft einer Zitrone
2-3		Äpfel (300g)
300	g	Kirschen (evtl. aus dem Glas)
		oder Zwetschgen
20	g	Butter oder Margarine

Zum Bestreuen:

etwas Zimt

Die Hirse in kochendes Wasser einstreuen und zugedeckt auf kleinster Hitze ca. 45 Minuten ausquellen lassen. Milch, Eigelb, Quark, alle Gewürze, geraspelte Äpfel und Kirschen untermischen und zuletzt den steifgeschlagenen Eischnee unterziehen. Die Masse in eine gefettete Auflaufform füllen, mit zerlassener Butter beträufeln und im vorgeheizten Ofen bei 200 - 220 °C 30 - 40 Minuten backen. Anschließend mit etwas Zimt bestreuen und servieren.

Nährwert einer Portion:
357 kcal bzw. 1512 kJ
12 g Eiweiß, 10 g Fett, 54 g Kohlenhydrate = 4,5 BE
5 g Ballaststoffe, 159 mg Cholesterin

Hirse-Rhabarber-Soufflé mit Erdbeersoße

200	g	*Hirseflocken*
1/2	l	*Milch, 1,5% Fett*
1/2	l	*Wasser*
		Prise Salz
2		*Eier*
40	g	*Zucker oder Honig*
200	g	*Magerquark*
		Vanille
500	g	*Rhabarber*
40	g	*Mandelblättchen*

Erdbeersoße:

500	g	*Erdbeeren*
10	g	*Vanillezucker*

Die Hirseflöckchen in kochendes Milch-Wasser-Salzgemisch einstreuen, aufkochen und zugedeckt 10 Minuten quellen lassen. Eier, Zucker oder Honig und Quark untermischen. Eine Hälfte in eine gefettete feuerfeste Form streichen, die Rhabarberwürfel darauf verteilen, restliche Hirse darüberstreichen und mit Mandeln bestreut bei 200 °C etwa 30 Minuten backen. Die Erdbeeren mit etwas Zucker pürieren und als Soße dazu reichen.

Nährwert einer Portion:
497 kcal bzw. 2082 kJ
23 g Eiweiß, 15 g Fett, 67 g Kohlenhydrate
10 g Ballaststoffe, 172 mg Cholesterin

Der Tip:
Tauschen Sie Rhabarber aus mit Aprikosen, Kirschen usw.

Grießauflauf mit Rhabarber und Fruchtsoße

120	g	Dinkelgrieß
3/4	l	Milch 1,5 % Fett
		Prise Salz
500	g	Rhabarber
2		Eier
200	g	Magerquark
40	g	Zucker
100	g	Nüsse gehackt

Fruchtsoße:

400	g	Erbeeren oder Himbeeren, Kirschen
100	g	Banane
1/2		Zitrone
10	g	Zucker

Die Milch mit Salz aufkochen, den Grieß einrühren und 10 Minuten zugedeckt ausquellen lassen. Gewürfelten Rhabarber, Eier, Quark, Zucker und die Hälfte der Nüsse untermischen und die Masse in eine gefettete Auflaufform streichen. Die restlichen Nüsse darüber streuen und den Auflauf im vorgeheizten Ofen bei 175 - 200 °C 30 - 40 Minuten backen.

Die Früchte mit Zucker und Zitronensaft pürieren und zu dem Auflauf reichen.

Nährwert einer Portion Auflauf:
473 kcal bzw. 1979 kJ
24 g Eiweiß, 22 g Fett, 44 g Kohlenhydrate
10 g Ballaststoffe, 167 mg Cholesterin

Nährwert einer Portion Soße:
66 kcal bzw. 275 kJ
1 g Eiweiß, kein Fett, 17 g Kohlenhydrate
3 g Ballaststoffe, kein Cholesterin

Der Tip:
Tauschen Sie Rhabarber mit Äpfeln oder Kirschen aus!

Brotauflauf mit Früchten

8		Vollkornsemmeln oder 400 g Brotreste
3/4	l	Milch (evtl. mehr) 1,5% Fett
1		Prise Salz
		Schale einer Zitrone
40	g	Zucker
		Vanille
2-3		Eier
100	g	Magerquark
500	g	saftige Äpfel oder
		Kirschen, Zwetschgen
50	g	Weinbeeren
40	g	Mandelblättchen oder Nüsse

Heiße Milch, Salz und abgeriebene Zitronenschale über fein geschnittene Semmeln gießen und durchziehen lassen. Die geraspelten Äpfel oder anderes Obst zusammen mit Eiern, Zucker, Quark und Weinbeeren unter die Semmelmasse mischen und in eine gefettete Auflaufform füllen. Den Auflauf mit Mandeln bestreuen und in vorgeheizter Röhre etwa 30 - 40 Minuten backen. Dazu Vanillesoße oder Fruchtsoße reichen.

Nährwert einer Portion:
552 g kcal bzw. 2311 kJ
23 g Eiweiß, 14 g Fett, 71 g Kohlenhydrate
13 g Ballaststoffe, 166 mg Cholesterin

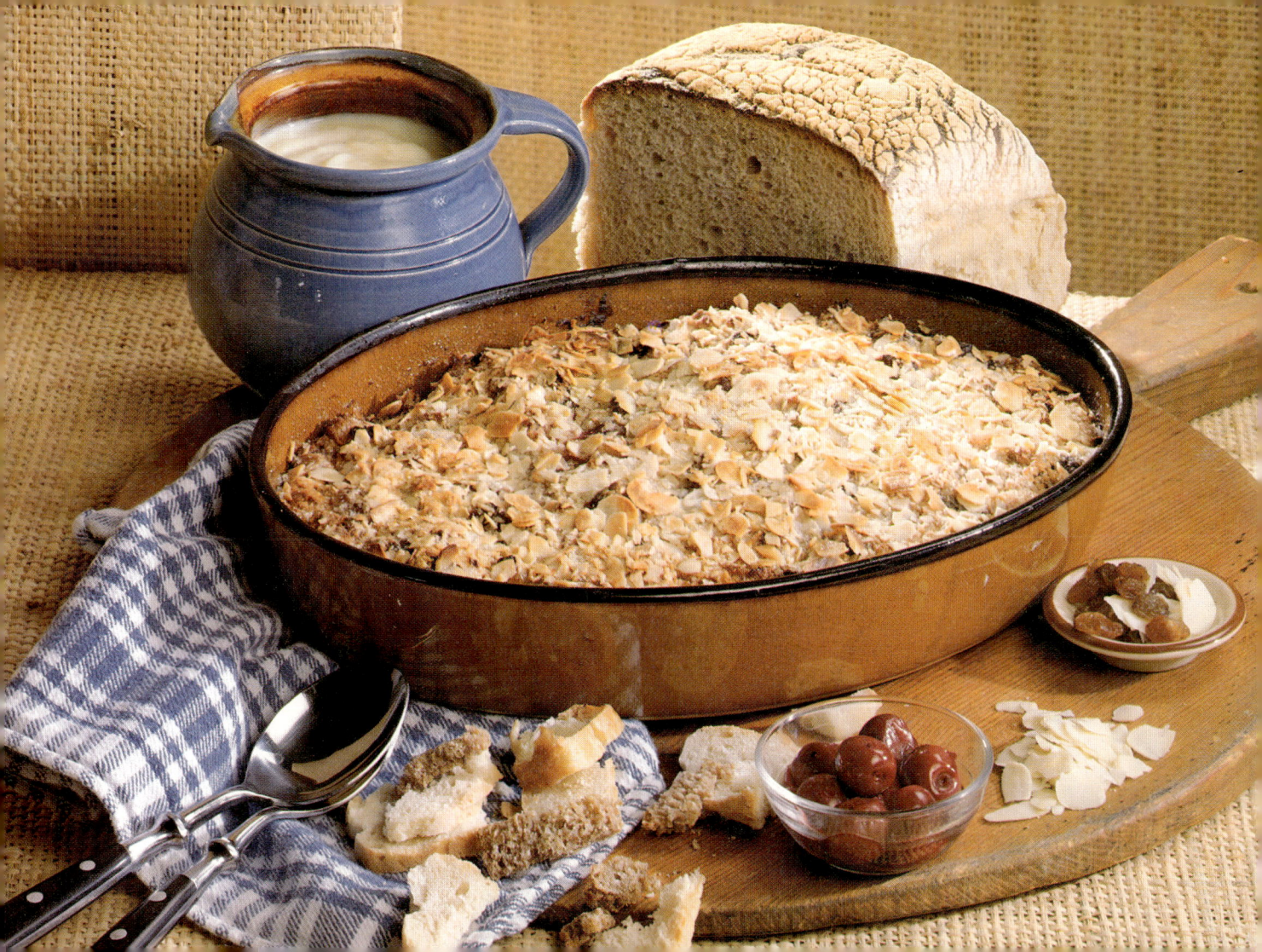

Apfel-Grießauflauf mit Walnüssen

120	g	Dinkelgrieß
3/4	l	Milch 1,5 % Fett
		Prise Salz
500	g	Äpfel
2		Eier
200	g	Magerquark
40	g	Zucker
100	g	Walnüsse, gehackt

Die Milch mit Salz aufkochen, den Grieß einrühren und 10 Minuten zugedeckt ausquellen lassen. Geraspelte Äpfel, Eier, Quark, Zucker und die Hälfte der Nüsse untermischen und die Masse in eine gefettete Auflaufform streichen. Die restlichen Nüsse darüber streuen und den Auflauf im vorgeheizten Ofen bei 175 - 200 °C 30 - 40 Minuten backen.

Nährwert einer Portion:
522 kcal bzw.2184 kJ
24 g Eiweiß, 22 g Fett, 52 g Kohlenhydrate
10 g Ballaststoffe, 167 mg Cholesterin

Gratinierte Quarkpfannkuchen

200	g	Dinkelvollkornmehl
2		Eier
1/4	l	Milch, 1,5% Fett
		etwas Wasser
		Prise Salz
20	g	Butter oder Margarine
160	g	rote Marmelade
500	g	Magerquark
1/8	l	Milch, 1,5% Fett
1		Zitrone
4	EL	Urzucker

Guß:

1/4	l	Milch, 1,5% Fett
1		Ei
20	g	Butter

Aus Milch, Mehl, Eiern und Salz einen Pfannkuchenteig rühren und eine halbe Stunde stehen lassen, evtl. mit etwas Wasser verdünnen und in wenig Fett 8 Pfannkuchen ausbacken. Den Quark mit dem Saft und der Schale einer Zitrone, Urzucker und Milch sehr gut verschlagen. Die Pfannkuchen erst mit Marmelade, dann dick mit Quark bestreichen, aufrollen, in jeweils etwa 4 Röllchen schneiden und aufrecht nebeneinander in eine Auflaufform setzen. Die Milch mit Ei verschlagen und darüber gießen.
Die Butter in Flöckchen darüber streuen und alles im Ofen bei 200 - 220°C etwa 30 - 40 Minuten bakken.

Nährwert einer Portion:
612 kcal bzw. 2510 kJ
34 g Eiweiß, 16 g Fett, 80 g Kohlenhydrate
8 g Ballaststoffe, 256 mg Cholesterin

Quarkklöße auf Pflaumenkompott

40	g	Butter
40	g	Zucker
2		Eier
		Prise Salz
1		Zitronenschale gerieben
375	g	Quark
150	g	Vollkorngrieß (Weizen oder Dinkel)
1/2	TL	Backpulver
		Salzwasser
1	EL	Zucker und Zimt (10 g)
400	g	Pflaumenkompott

Schaummasse rühren aus Butter, Zucker, Eiern und Geschmackszutaten, Quark zur Schaummasse rühren, Grieß und das Backpulver untermengen. Den Teig etwas stehen lassen, damit er anzieht, dann mit Eßlöffel Klößchen formen, in kochendes Salzwasser einlegen, 10 Minuten ziehen lassen, mit Schaumlöffel herausnehmen, gut abtropfen lassen. Die Knödel noch heiß mit Zucker und Zimt bestreut auf etwas Pflaumenkompott servieren.

Nährwert einer Portion:
392 kcal bzw. 1638 kJ
21 g Eiweiß, 12 g Fett, 44 g Kohlenhydrate
6 g Ballaststoffe, 182 mg Cholesterin

Quarkküchlein

750	g	*Magerquark*
3-4		*Eier getrennt*
		Prise Salz
180	g	*Vollkorngrieß (Weizen oder Dinkel)*
40	g	*Zucker und Zimt*
40	g	*Butter*

Quark mit Eigelb und Salz gut abschlagen, Grieß und Eischnee unterheben, mit Eßlöffel kleine Küchlein in heißes Fett in Stielpfanne legen, bei mäßiger Hitze auf beiden Seiten schön goldbraun backen; langsam backen, damit Küchlein durchbakken. Die Küchlein mit einem Zucker-Zimt-Gemisch bestreut servieren.

Nährwert einer Portion:
464 kcal bzw. 1941 kJ
37 g Eiweiß, 15 g Fett, 45 g Kohlenhydrate
2 g Ballaststoffe, 299 mg Cholesterin

Der Tip:
Servieren Sie die Küchlein einmal pikant: Mischen Sie unter die Masse feingewiegte Kräuter, Salz und Pfeffer.

Apfelquarktaschen mit Fruchtsoße

200	g	Vollkornmehl
2		Eier
1/4	l	Milch, 1,5% Fett
		etwas Wasser
		Prise Salz

Füllung:

10	g	Butter oder Margarine
250	g	Magerquark
1		Ei
		Vanille
		Zitronensaft
3		süße Äpfel, geraspelt
10	g	Zucker

Fruchtsoße:

200	g	Beeren
		(Brommbeeren Himbeeren u.ä.)
1/4	l	Wasser oder Saft
2	TL	Stärkemehl
1	EL	Zucker

Aus Mehl, Eiern, Milch und Salz einen Pfannkuchenteig bereiten und ca. 30 Minuten quellen lassen. Wird er zu dick, so füge man etwas Wasser hinzu. 8 Pfannkuchen ausbacken. Für die Füllung alles sehr gut miteinander verschlagen, Äpfel untermischen und gut abschmecken. Für die Fruchtsoße Beeren mit Wasser aufkocken, angerührtes Stärkemehl einrühren und mit Süßstoff abschmecken.

Die Soße kann warm oder kalt serviert werden.

Nährwert einer Tasche:
352 kcal bzw. 1473 kJ
21 g Eiweiß, 9 g Fett, 46 g Kohlenhydrate
9 g Ballaststoffe, 239 mg Cholesterin

Nährwert einer Portion Soße:
50 kcal bzw 209 kJ
0 g Eiweiß, 0 g Fett. 11 g Kohlenhydrate
2 g Ballaststoffe,
kein Cholesterin

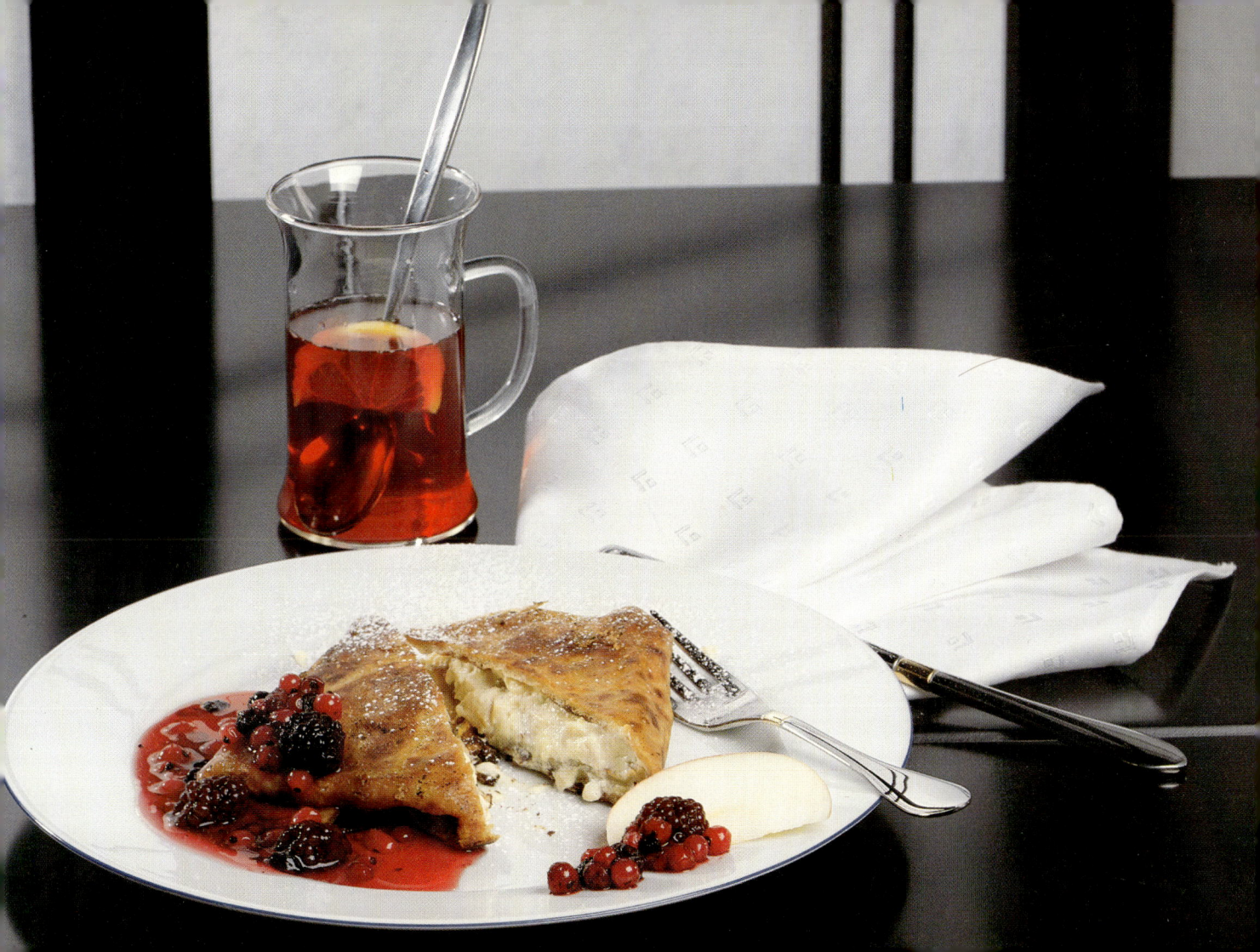

Haferflockenplätzchen

400	g	Haferflocken
1/2-3/4 l		Milch 1,5 % Fett
		Prise Salz
3-4		Eier
40	g	Pflanzenfett, ungehärtet

Zum Anrichten:

etwas Zucker und Zimt

Haferflocken mit warmer Milch übergießen, etwa 1/2 Stunde zugedeckt quellen lassen, Salz und ganze Eier unterschlagen; Fett in der Pfanne erhitzen, Teig portionsweise in das heiße Fett geben, flach drücken und als Plätzchen herausbacken, nach Belieben mit Zucker und Zimt bestreut anrichten. Etwas Kompott dazureichen.

Nährwert einer Portion:
602 kcal bzw. 2519 kJ
23 g Eiweiß, 25 g Fett, 67 g Kohlenhydrate
5,5 g Ballaststoffe, 282 mg Cholesterin

Gebackene Dampfnudeln

200	g	Mehl Type 1050
200	g	Dinkelvollkornmehl
10	g	Hefe
40	g	Zucker
		Vanille
1/4	l	Milch 1,5 % Fett
		Prise Salz
1/4	l	Milch, 1,5% Fett
20	g	Butter oder Margarine
1	EL	Vanillezucker

Aus Mehl, Milch, Zucker, Hefe und Salz einen Teig mischen und sehr gut durchkneten. Den Teig zugedeckt 1 - 1 1/2 Std. bei Raumtemperatur gehen lassen.

Die Milch mit Fett und Zucker in einer Auflaufform erwärmen. Von dem Teig acht Stücke abstechen, runde Nudeln formen und in die warme Flüssigkeit setzen.

Die Nudeln noch etwas aufgehen lassen und dann im vorgeheizten Ofen bei 175 - 200 °C 30 - 35 Minuten auf unterer Schiene backen, bis sie oben hellbraun gebacken sind und die Milch aufgesogen ist.

Dazu paßt Vanillesoße, Fruchtsoße oder Kompott.

Nährwert einer Nudel:
240 kcal bzw. 1003 kJ
6 g Eiweiß, 4 g Fett, 42 g Kohlenhydrate
3,5 g Ballaststoffe, 3 mg Cholesterin

HAUPTGERICHTE

Hefemaultaschen

250	g	Vollkornmehl
		Prise Salz
150	ml	Milch, 1,5 % Fett
10	g	Hefe
10	g	Butter oder Margarine
25	g	Zucker
		Zitronenschale

Füllung:

250	g	geschälte Äpfel
		oder entsteinte Zwetschgen
15	g	Zucker
		etwas Zimt

Zum Betreichen:

20	g	Butter oder Margarine
50	g	saure Sahne, 10% Fett

Hefeteig herstellen und etwa 1 Std. gehen lassen. Den Teig etwa einen Zentimeter dick zu einem Rechteck auswallen, mit Sauerrahm bestreichen, runde oder viereckige Stücke für Maultaschen ausradeln bzw. ausschneiden. Die einzelnen Stücke mit geschälten, feingeschnitzelten Äpfeln oder entsteinten Zwetschgen belegen, mit Zimtzucker bestreuen, Teig zusammenschlagen, auf gut gefettetem Blech gehen lassen, mit Fett bestreichen und bei ca. 200 °C ca. 20 - 30 Minuten backen.

Nährwert einer Portion:
556 kcal bzw 2324 kJ
12 g Eiweiß, 24 g Fett, 74 g Kohlenhydrate
9,3 g Ballaststoffe, 6 mg Cholesterin

Früchte-Grießschmarrn

350	g	Dinkelgrieß
3/4	l	Milch
		Prise Salz
		Zitronenschale
3		Eier
400	g	Äpfel, Kirschen oder Rhabarber
2	EL	Rum
40	g	Butter oder Margarine
40	g	Zucker

Den Grieß mit Milch, Eiern, Salz und Zitronenschale verschlagen und etwa 2 Stunden quellen lassen. Die Äpfel schälen, schnetzeln, mit Rum beträufeln und unter die Masse rühren.

Den Teig 1 cm dick in heißem Fett in der Pfanne backen, wenden, zerstoßen und goldgelb ausbacken lassen.

Den Schmarrn mit Zucker bestreut anrichten.

Nährwert einer Portion:
577 kcal bzw. 2415 kJ
20 g Eiweiß, 19 g Fett, 85 g Kohlenhydrate
9,6 g Ballaststoffe, 246 mg Cholesterin

Bayerischer Schmarrn

400	g	Vollkornmehl (Dinkel oder Weizen) (evtl. zur Hälfte Mehl Type 1050) Prise Salz
3-4		Eier
600	ml	Milch, 1,5% Fett
40	g	Butter (oder Margarine) zum Backen
20	g	Zucker

Zum Bestreuen:

10	g	Puderzucker nach Belieben

Aus allen Zutaten einen Pfannkuchenteig rühren und in der Pfanne nacheinander in heißem Fett ausbacken. Die Teiglagen gut 1 cm dick halten, sonst wird der Schmarrn zäh. Teig gut anbacken lassen, wenden und zerteilen. Den Schmarrn mit etwas Zucker bestreuen und in geschlossenem Topf etwas ziehen lassen.

Mit Puderzucker bestreut servieren. Preiselbeeren und Kompott dazu reichen.

Nährwert einer Portion:
566 kcal bzw. 2368 kJ
23 g Eiweiß, 18 g Fett, 67 g Kohlenhydrate
10 g Ballaststoffe, 306 mg Cholesterin

Der Tip:
Achten Sie auf die Qualität der Milch. Mit frischer Milch schmeckt der Schmarrn am besten!

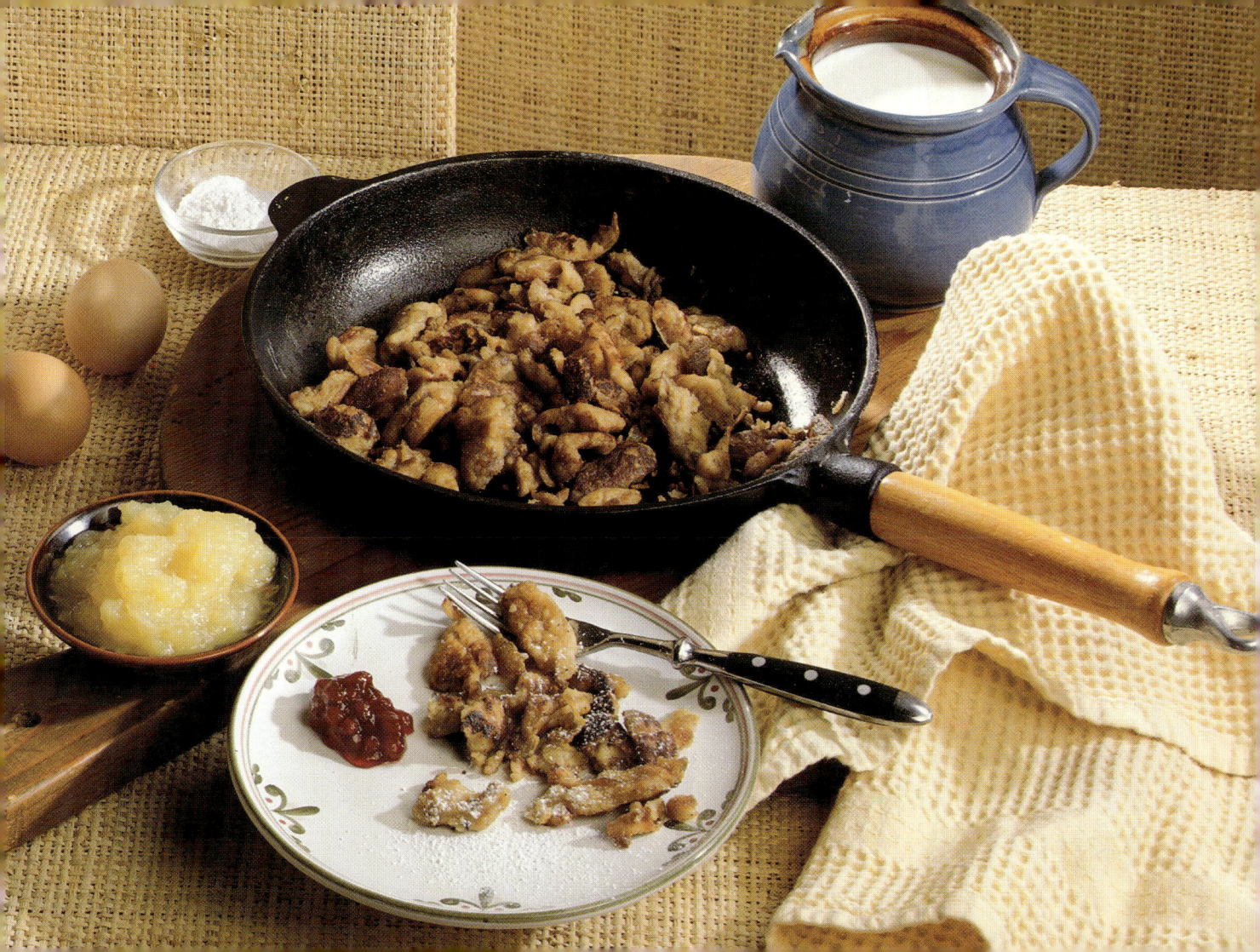

Kuchenmichel (6 Portionen)

350	g	Dinkelvollkornmehl
100	g	saure Sahne, 10% Fett
600	ml	Milch
4		Eier
40	g	Butter oder Margarine
40	g	Zucker

Einen etwas dickeren Pfannkuchenteig rühren, eine halbe Stunde quellen lassen, dann die Eier, saure Sahne, zerlassenes Fett und den Zucker untermischen. Den Teig in eine gefettete Auflaufform oder in kleine Förmchen füllen. In vorgeheiztem Ofen bei 175 -190 °C goldbraun backen lassen. Die Förmchen benötigen etwa 20 - 25 Minuten, der Auflauf etwa 40 Minuten. Den Michel sofort servieren, evtl. mit etwas Puderzucker bestreuen und Kompott dazu reichen.

Nährwert einer Portion:
367 kcal bzw. 1535 kJ
14 g Eiweiß, 14 g Fett, 49 g Kohlenhydrate
4,4 g Ballaststoffe, 220 mg Cholesterin

Apfelküchlein im Teigmantel

1	kg	große säuerliche Äpfel
200	g	Vollkornmehl (Dinkel oder Weizen)
1/4	l	Milch 1,5 % Fett
2		Eier
		Prise Salz
80	g	Pflanzenfett, ungehärtet
40	g	Zucker
		Zimt nach Belieben

Die Äpfel schälen, das Kernhaus ausstechen und in 1 cm dicke Ringe schneiden. Aus Mehl, Eiern, Milch und Salz einen Teig rühren, die Äpfel darin wenden und in der Pfanne in heißem Fett goldgelb backen. Noch heiß mit Zucker bestreut servieren.

Nährwert einer Portion:
599 kcal bzw. 2507 kJ
12 g Eiweiß, 26 g Fett, 75 g Kohlenhydrate
9,4 g Ballaststoffe, 160 mg Cholesterin

Grießschnitten

1	l	Milch 1,5 % Fett
160	g	Dinkel- oder Weizenvollkorngrieß
20	g	Zucker
		Vanille
1/2		Zitronenschale, gerieben
40	g	Butter oder Margarine
20	g	Zucker
		Zimt

Den Vollkorngrieß in die kochende Milch einrühren und 10 Minuten zugedeckt quellen lassen. Zucker, Vanille und abgeriebene Zitronenschale untermischen und den Brei auf ein gefettetes Blech oder in eine Auflaufform streichen, erkalten lassen. Die Masse mit zerlassenem Fett bestreichen und im vorgeheizten Ofen bei 220 °C etwa 20 Minuten goldgelb backen. Die Schnitten ausschneiden und mit Zimtzucker bestreut servieren.

Nach Belieben wird der erkaltete Brei auch geschnitten und die Scheiben in heißem Fett beidseitig kurz gebraten.

Als Beilage passen Fruchtsoßen, Kompott oder Apfelmus.

Nährwert einer Portion:
372 kcal bzw. 1554 kJ
13 g Eiweiß, 13 g Fett, 47 g Kohlenhydrate
3,5 g Ballaststoffe, 13 mg Cholesterin

Quarkstrudel mit Obst
(ergibt 8 Portionen)

200	g	Mehl Type 1050
		Prise Salz
1	EL	Öl
1		Ei
100	ml	lauwarmes Wasser

Füllung:

750	g	Magerquark
80	g	Zucker
1/2		Zitronenschale, gerieben
2		Eier
40	g	Rosinen
750	g	Äpfel, Zwetschgen, Rhabarber oder Kirschen
40	g	Butter oder Margarine

Aus Mehl, Öl, Salz, Ei und Wasser einen Teig kneten und sehr gut abschlagen. Den Teig mit etwas Öl bestreichen, einen feuchtheißen Topf darüber stülpen und etwa eine halbe Stunde ruhen lassen.
Den Quark mit Zucker und Eiern sehr gut verschlagen. Geschnetzelte Äpfel, entsteinte Kirschen oder gewürfelte Rhabarberstücke untermischen.

Den Strudelteig in zwei Stücke teilen, auf einem bemehlten Handtuch ausrollen bzw. ausziehen und jeweils mit der Hälfte der Füllung bestreichen. Die Ränder einschlagen und den Strudel mit Hilfe des Tuches locker aufrollen, auf ein gefettetes Blech gleiten lassen und mit zerlassener Butter bestreichen.
Die Strudel bei 200 - 220 °C etwa 3/4 bis 1 Stunde backen.

Nährwert einer Portion:
334 kcal bzw. 1396 kJ
18 g Eiweiß, 9 g Fett, 41 g Kohlenhydrate
4 g Ballaststoffe, 122 mg Cholesterin

Apfelstrudel

100	g	Mehl Type 1050
2	EL	Öl
ca. 60 ml		Wasser
		Prise Salz

Füllung:

1	kg	Äpfel
		Zitronensaft
1	TL	Zimt
50	g	gehackte Nüsse
50	g	Sonnenblumenkerne
50	g	Rosinen
100	g	saure Sahne, 10% Fett
150	g	Joghurt natur, 1,5% Fett
50	g	Butter oder Margarine

Für den Teig die Zutaten miteinander verkneten, bis er sich vom Schüsselrand löst. Den Kloß auf ein bemehltes Brett legen, mit Öl bestreichen und unter einem feuchtheißen Topf eine halbe Stunde ruhen lassen.

Die Äpfel waschen und hobeln, mit Nüssen, Rosinen, Zitrone und Zimt vermischen.

Ein Handtuch gut bemehlen und den Strudelteig darauf sehr dünn ausrollen. Joghurt mit saurer Sahne gemischt auf den Teig streichen, die Äpfel darüber verteilen und den Strudel mit Hilfe des Tuches zusammenrollen und auf ein gefettetes Blech gleiten lassen. Zerlassenes Fett einpinseln und den Strudel bei 220 °C ca. 30 - 40 Minuten backen.

Das Rezept ergibt acht Stücke.

Nährwert eines Stückes:
302 kcal bzw. 1265 kJ
5 g Eiweiß, 16 g Fett, 33 g Kohlenhydrate
6 g Ballaststoffe, 8 mg Cholesterin

Grundrezept für Kartoffelteig

1	kg	mehlige Kartoffeln
120	g	Kartoffelmehl
1-2		Eier
		Prise Salz

Pellkartoffeln kochen, schälen, heiß durchpressen, ausgebreitet abdampfen und auskühlen lassen oder erkaltete Kartoffeln locker reiben. Kartoffelmehl und Eier rasch untermischen.

Den Teig zu dicken oder dünnen Rollen formen, Nockerl oder Klöße daraus formen und in Salzwasser garziehen lassen.

Gerichte:

Kartoffelgnocchis mit Tomatensoße

Gefüllte Kartoffelknödel

Kartoffelküchle

Kartoffelnudeln mit Kompott

Zwetschgen- oder Aprikosenknödel

750	g	mehlige Kartoffeln
120	g	Kartoffelmehl
1		Ei
		Prise Salz
1	kg	Zwetschgen oder Aprikosen
100	g	Vollkornbrösel
60	g	Butter oder Margarine
40	g	Zucker
		Prise Zimt

Pellkartoffeln kochen, ausdampfen lassen, schälen und erkaltet locker reiben. 2/3 des Kartoffelmehls, Salz und Ei untermischen, dicke Rollen formen und etwa 1 cm dicke Scheiben abschneiden.

In jede Scheibe ein Stück Obst legen und den Teig ringsum verschließen. Die Knödel in kochendem Salzwasser 5 - 10 Minuten ziehen lassen. Die Brösel in Fett goldgelb rösten. Die Knödel darin wenden und mit Zimtzucker bestreut anrichten.

Nährwert einer Portion:
580 kcal bzw. 2429 kJ
9 g Eiweiß, 14 g Fett, 104 g Kohlenhydrate
11 g Ballaststoffe, 80 mg Cholesterin

Kartoffelpuffer oder Reibekuchen

1	kg	mehlige Kartoffeln
50	g	saure Sahne, 10 % Fett
1		Ei
40	g	Dinkelgrieß
		Prise Salz
1		Zwiebel
80	g	Pflanzenfett, ungehärtet

Die geschälten rohen Kartoffeln rasch fein reiben und sofort mit saurer Sahne, Grieß, Ei, Salz und geriebener Zwiebel vermischen.

In heißem Fett kleine flache Puffer ausbacken, bis sie auf beiden Seiten knusprig braun sind. Sofort servieren und Apfelmus oder Preiselbeerkompott dazu reichen.

Nährwert einer Portion:
452 kcal bzw. 1889 kJ
9 g Eiweiß, 23 g Fett, 47 g Kohlenhydrate
8 g Ballaststoffe, 82 mg Cholesterin

Kartoffelnudeln mit Kompott
(Kompottrezept siehe Seite 54)

1	kg	mehlige Kartoffeln
120	g	Kartoffelmehl
1-2		Eier
		Prise Salz
60	g	Butter oder Margarine
100	g	Vollkornbrösel
40	g	Zucker und Zimt

Pellkartoffeln kochen, schälen, heiß durchpressen, ausgebreitet abdampfen und auskühlen lassen oder die erkalteten Kartoffeln locker reiben. Das Kartoffelmehl und die Eier rasch untermischen, aus dem Teig lange fingerdicke Rollen formen und mit einem Messer 4-5 cm lange Nudeln abstechen. Die Nudeln in kochendem Salzwasser ca. 5 Minuten ziehen lassen. Die Brösel in einer Pfanne mit dem Fett goldgelb rösten, die abgetropften Nudeln darin wenden und heiß servieren. Zimtzucker über die Nudeln streuen und Kompott dazu reichen.

Nährwert einer Portion Kartoffelnudeln:
84 kcal bzw. 350 kJ
1 g Eiweiß, kein Fett, 20 g Kohlenhydrate
2 g Ballaststoffe, kein Cholesterin

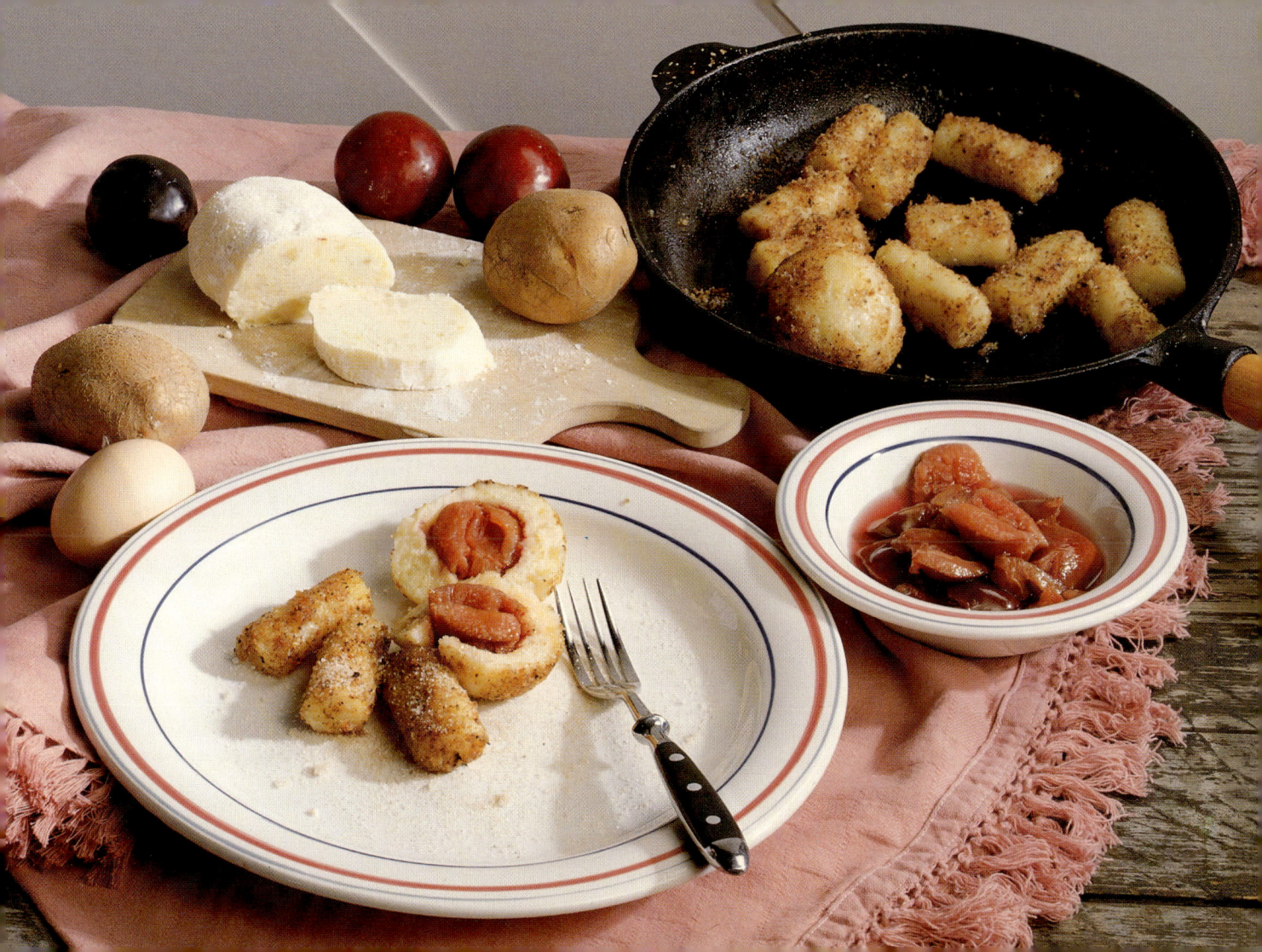

Kompott

500	*g*	*Pflaumen, Äpfel oder Mirabellen, entsteint*
1/4	*l*	*Wasser*
		Zimtstange
		Zitronenschale
1	*EL*	*Honig*

Das Wasser mit Zimtstange und einem Stück Zitronenschale aufkochen. Das entsteinte Obst oder geachtelte Apfelschnitze zufügen und kurz mitkochen. Das Kompott mit Honig abschmecken und erkalten lassen.

Nährwert einer Portion Kompott:
496 kcal bzw. 2078 kJ
9 g Eiweiß, 14 g Fett, 84 g Kohlenhydrate
8 g Ballaststoffe, 80 mg Cholesterin

Grundrezept für Müsli
(für 4 große Portionen)

200	g	Dinkel oder Hafer
		in Flocken oder grob geschrotet
200	ml	Mineralwasser
1		Joghurt natur (150 g)
1	EL	Zitronensaft
1	EL	gehackte Nüsse (20 g)
1	EL	Sonnenblumenkerne (20 g)
2	EL	Rosinen (50 g)
1		reife Banane
200	g	gemischtes Obst nach Saison
2	EL	geschlagene süße Sahne, 30% Fett
		Vanille

Zum Garnieren:

1	TL	cremiger Naturjoghurt
1	EL	frische Früchte, Beeren, o.ä.

Das Getreide, gehackte Nüsse und Sonnenblumen-kerne mit Mineralwasser anrühren und mindestens eine halbe Stunde quellen lassen.
Zitronensaft, Joghurt und Obstwürfel unterheben, mit der zerdrückten Banane süßen und mit der ge-schlagenen Sahne verfeinern.

Nährwert einer Portion:
380 kcal bzw. 1589 kJ
9 g Eiweiß, 10 g Fett, 60 g Kohlenhydrate
anzurechnen 44 g = 3 1/2 BE
8 g Ballaststoffe, 12 mg Cholesterin

DESSERT

Erdbeer-Hafer-Müsli

200	g	Haferflocken, grob oder Haferschrot
200	ml	Milch
250	g	Dickmilch, natur
20	g	Nüsse
20	g	Sonnenblumenkerne
1		Banane
500	g	Erdbeeren
1	EL	Honig
1		Zitrone

Die Haferflocken mit Milch anrühren und etwa eine halbe Stunde quellen lassen. Die gehackten Nüsse, Sonnenblumenkerne und Dickmilch zufügen und mit zerdrückter Banane süßen. Die Erdbeeren vierteln und untermischen und das Müsli mit Honig und Zitrone abschmecken.

Nährwert einer Portion:
364 kcal bzw. 1524 kJ
13 g Eiweiß, 12 g Fett, 55 g Kohlenhydrate
7 g Ballaststoffe, 8 mg Cholesterin

Der Tip:
Tauschen Sie die Hälfte der Erdbeeren mit reifen, saftigen Pfirsichen aus.

Orangen-Bananen-Nußmüsli

120	g	grobes Dinkelschrot
		Mineralwasser
2	EL	Nüsse (Hasel- oder Walnuß)
4		Trockenpflaumen
1	EL	Sonnenblumenkerne
2		Orangen
2		Bananen
1		Zitrone
4	EL	Naturjoghurt, fettarm

Das Dinkelschrot mit Mineralwasser bedecken. Gehackte Trockenpflaumen, Sonnenblumenkerne und Nüsse untermischen und abgedeckt 3-4 Stunden oder über Nacht einweichen. Das frische Obst geschnitten zufügen, das Müsli mit Zitrone abschmecken und in Portionsschälchen verteilen. Jedes Müsli mit einem Eßlöffel Naturjoghurt garniert servieren.

Nährwert einer Portion:
245 kcal bzw. 1023 kJ
7 g Eiweiß, 5 g Fett, 42 g Kohlenhydrate
7 g Ballaststoffe, 1 mg Cholesterin

Obstsalat mit Nüssen

2		Orangen
1		kleiner Apfel
1		Banane
1		Kiwi
2	EL	Nüsse (Haselnüsse, Walnüsse)
1		Zitrone
1	TL	Zucker

Die Orangen mit spitzem Messer zackig halbieren, das Fruchtfleisch ringsum lösen und die Filetstücke würfeln. Die halbe Kiwi würfeln, Äpfel und Bananen in Stücke schneiden und die Nüsse grob hacken. Alles miteinander vermischen und mit Zucker und Zitrone abschmecken. Zucker ist hier empfehlenswert, weil ein Hauch Zucker das Aroma der Früchte verstärkt und den Salat saftig macht. Den Salat in die ausgehöhlten Orangenschalen füllen und mit der in Scheiben geschnittenen Kiwi garnieren.

Nährwert einer Portion:
129 kcal bzw. 541 kJ
2 g Eiweiß, 3 g Fett, 26 g Kohlenhydrate
5 g Ballaststoffe, kein Cholesterin

Der Tip:
Runden Sie den Salat ab mit 1 EL Orangenlikör und garnieren Sie mit je 1 TL cremigen Naturjoghurt!

Variationen:

Ananas-Bananensalat mit Walnüssen
1 ganze Ananas halbieren, aushöhlen, das Fleisch würfeln und mit 2 geschnittenen Bananen, 1 TL Urzucker und Zitronensaft mischen

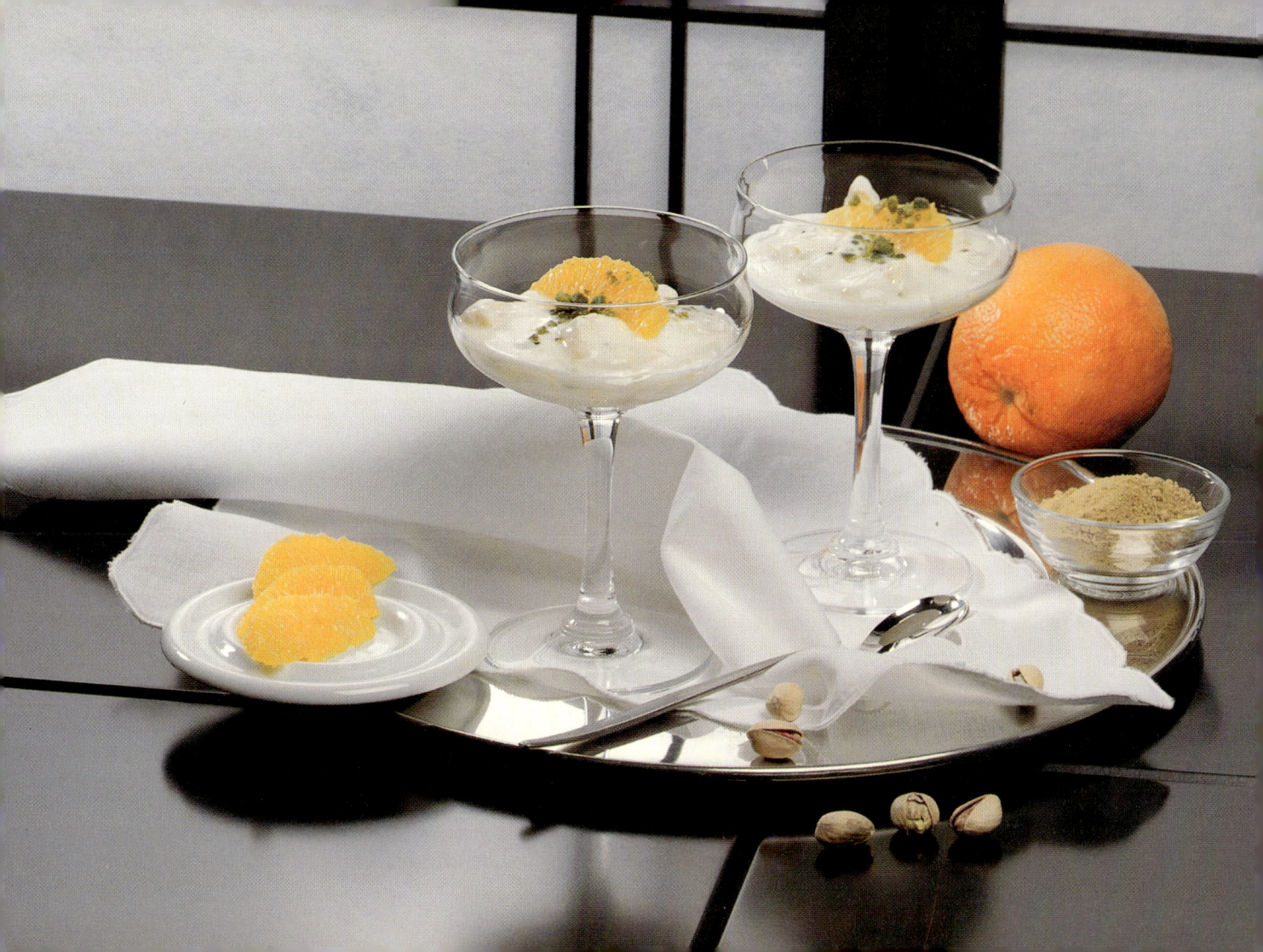

Bananencreme mit Kiwi

2		reife Bananen
1		Zitrone
100	g	Magerquark
150	g	Joghurt natur, 1,5 Fett
10	g	Vanillezucker

Zum Verzieren:

1		Kiwi
1	EL	Sesamsamen

Die Bananen mit der Zitrone mixen und mit Quark und Joghurt sehr gut verschlagen. Die Creme in Schälchen füllen und mit Kiwischeiben und fettlos gerösteten Sesamsamen verzieren.

Nährwert einer Portion:
130 kcal bzw. 542 kJ
6 g Eiweiß, 2 g Fett, 24 g Kohlenhydrate
4 g Ballaststoffe, 2 mg Cholesterin

Apfel-Nuß-Joghurt

400	g	fettarmer Joghurt (natur)
200	g	Äpfel
40	g	Nüsse, gehackt
1		Zitrone

Joghurt mit Süßstoff und Zitrone abschmecken und glatt rühren. Die Äpfel raspeln und unterheben. Die Speise in Schälchen verteilen und mit Haselnüssen bestreuen.

Nährwert einer Portion:
163 kcal bzw. 650 kJ
5 g Eiweiß, 8 g Fett, 13 g Kohlenhydrate
anzurechnen ist 1 BE
2 g Ballaststoffe, 5 mg Cholesterin

Variationen:

Orangen-Pistazien-Joghurt
Joghurt mit 2 Orangen
1 EL Urzucker
1 EL Pistazien
vermischen, in Schalen füllen und mit Orangenfilets und gehackten Pistazien bestreut servieren.

Schokoquarkcreme mit Birne

250	g	Magerquark
125	ml	Milch, 1,5% Fett
20	g	Haferkernkleie
4	EL	Kabapulver
2		Birnen
4		Kirschen

Den Quark mit der Milch, Haferkernkleie und dem Kaba-Pulver gut verschlagen, in Schalen streichen und mit Birnenachteln und der Kirsche verzieren. Die Speise evtl. mit etwas Urzucker nachsüßen.

Nährwert einer Portion:
109 kcal bzw. 458 kJ
10 g Eiweiß, 1 g Fett, 14 g Kohlenhydrate
2 g Ballaststoffe, 2 mg Cholesterin

Marmorspeise

500	g	*Joghurt natur, 1,5% Fett*
1	TL	*Zucker*
1	EL	*Kakao*
2	Tr.	*Rum-Aroma*

Die Hälfte des Joghurts mit Zucker verrühren und in hohe Gläser füllen. Die andere Hälfte mit Kakao und Rumaroma vermischen, abschmecken und spiralförmig mit einer Gabel unter den Naturjoghurt ziehen.

Nährwert einer Portion:
72 kcal bzw. 300 kJ
5 g Eiweiß, 2 g Fett, 8 g Kohlenhydrate
keine Ballaststoffe, 6 mg Cholesterin

DESSERT

Apfel- oder Birnen-Quarkcreme

400	g	Apfel- oder Birnenkompott oder Mus
200	g	Magerquark
100	ml	Milch, 1,5 % Fett
1	EL	Zucker
1/2		Zitrone
1	EL	Pistazien, gehackt oder Sonnenblumenkerne

Das Kompott oder den Mus in Schälchen füllen. Den Quark mit Zucker, Milch und Zitronensaft sehr gut verschlagen, abschmecken und über dem Kompott verteilen. Pistazien oder Sonnenblumenkerne darüber streuen.

Nährwert einer Portion:
142 kcal bzw. 595 kJ
9 g Eiweiß, 4 g Fett, 18 g Kohlenhydrate
3,3 g Ballaststoffe, 2 mg Cholesterin

Früchtequark mit Haferkleie (Grundrezept)

250	g	Magerquark
125	ml	Milch, 1,5% Fett
20	g	Haferkernkleie
1/2		Zitrone
200	g	Obst nach Saison
		(Apfel, Birnen, Pflaumen, Pfirsich, Orangen, Beeren)

Alle Zutaten im Mixer pürieren und die Creme in Schälchen füllen.
Das Dessert mit den jeweiligen Früchten garnieren.

Nährwert einer Portion:
109 kcal bzw. 458 kJ
10 g Eiweiß, 1 g Fett, 14 g Kohlenhydrate
2 g Ballaststoffe, 2 mg Cholesterin

DESSERT

Brombeer-Bananencreme

1/8	l	Wasser
250	g	Brombeeren, evtl. tiefgekühlt
40	g	Haferflocken, fein
2		reife Bananen
100	g	Magerquark
150	g	Joghurt natur, 1,5% Fett
1		Zitrone
20	g	Zucker
1/8	l	Milch, 1,5% Fett

Das Wasser aufkochen, die Flocken einstreuen und 5 Minuten quellen lassen. Die Brombeeren untermischen und in Schälchen füllen.

Die Bananen mit allen restlichen Zutaten pürieren und die Brombeeren damit überziehen.

Nährwert einer Portion:
185 kcal bzw. 772 kJ
9 g Eiweiß, 2 g Fett, 34 g Kohlenhydrate
5 g Ballaststoffe, 2 mg Cholesterin

Heidelbeercreme mit Quarkhäubchen

300	g	Heidelbeeren, evtl. tiefgekühlt
1/4	l	Wasser
1	EL	Zucker
3	Blatt	Gelatine
125	g	Magerquark
60	ml	Milch, 1,5% Fett
1	EL	Zucker
		Vanille

Das Wasser mit dem Zucker aufkochen, die Beeren zufügen ohne Kochen. Die Gelatine in kaltem Wasser einweichen, ausdrücken und in der noch heißen Speise auflösen. Die Creme in die Schälchen füllen und erkalten lassen. Den Quark mit Milch und Zucker gut verschlagen, als kleine Häufchen auf der Creme verteilen und evtl. spiralförmig mit einer Gabel unterziehen.

Nährwert einer Portion:
126 kcal bzw. 527 kJ
6g Eiweiß, 1 g Fett, 24 g Kohlenhydrate
4 g Ballaststoffe, 1 mg Cholesterin

DESSERT

Fruchtpudding mit Sahnespiralen

500	g	Kompott (Kirschen, Pflaumen, Heidelbeeren, Aprikosen)

oder:

400	g	Früchte und 1/8 l Wasser
1	TL	Zucker oder Honig
20	g	Speisestärke
100	ml	Sahne, 30% Fett
1	TL	Vanillezucker

Das Kompott aufkochen, mit angerührter Stärke binden, süßen und in Schälchen füllen. Die Sahne mit dem Vanillezucker steif schlagen, auf jedes Schälchen einen Eßlöffel verteilen und spiralförmig unter die Creme rühren.

Das Dessert gekühlt servieren.

Nährwert einer Portion:
147 kcal bzw. 616 kJ
1 g Eiweiß, 4 g Fett, 13 g Kohlenhydrate
5 g Ballaststoffe, 14 mg Cholesterin

Früchtecreme (6 Portionen)

1		Banane
500	g	Früchte nach Saison
1/8	l	Saft
3	Blatt	Gelatine
100	ml	Sahne, 30% Fett

Zwei Drittel der Früchte pürieren, mit Saft und aufgelöster Gelatine vermischen und kühl stellen. Die Sahne steif schlagen, zur Hälfte unter das Püree mischen und die Creme in Gläser oder Schalen füllen. Mit der restlichen Sahne und Obststückchen das Dessert verzieren.

Nährwert einer Portion:
115 kcal bzw. 481 kJ
1 g Eiweiß, 5 g Fett, 15 g Kohlenhydrate
anzurechnen 12 g = 1 BE,
2 g Ballaststoffe, 27 mg Cholesterin

DESSERT

Kirschquark mit Pumpernickel

150	g	Magerquark
100	ml	Milch, 1,5% Fett
30	g	Zucker
80	g	Sauerkirschen, abgetropft
1	Sch.	Pumpernickel (30g)
1	R.	Schokolade (20g)
		Zimt
		Zitrone

Quark mit Milch und Zucker sehr gut verschlagen, die Kirschen und Brotbrösel unterheben, abschmecken, in Gläser füllen und mit Schokoladenraspeln verzieren.

Je 1 EL Kirschsaft am Rand entlang fließen lassen.

Nährwert einer Portion:
140 kcal bzw. 585 kJ
8 g Eiweiß, 2 g Fett, 21 g Kohlenhydrate
1 g Ballaststoffe, 2 mg Cholesterin

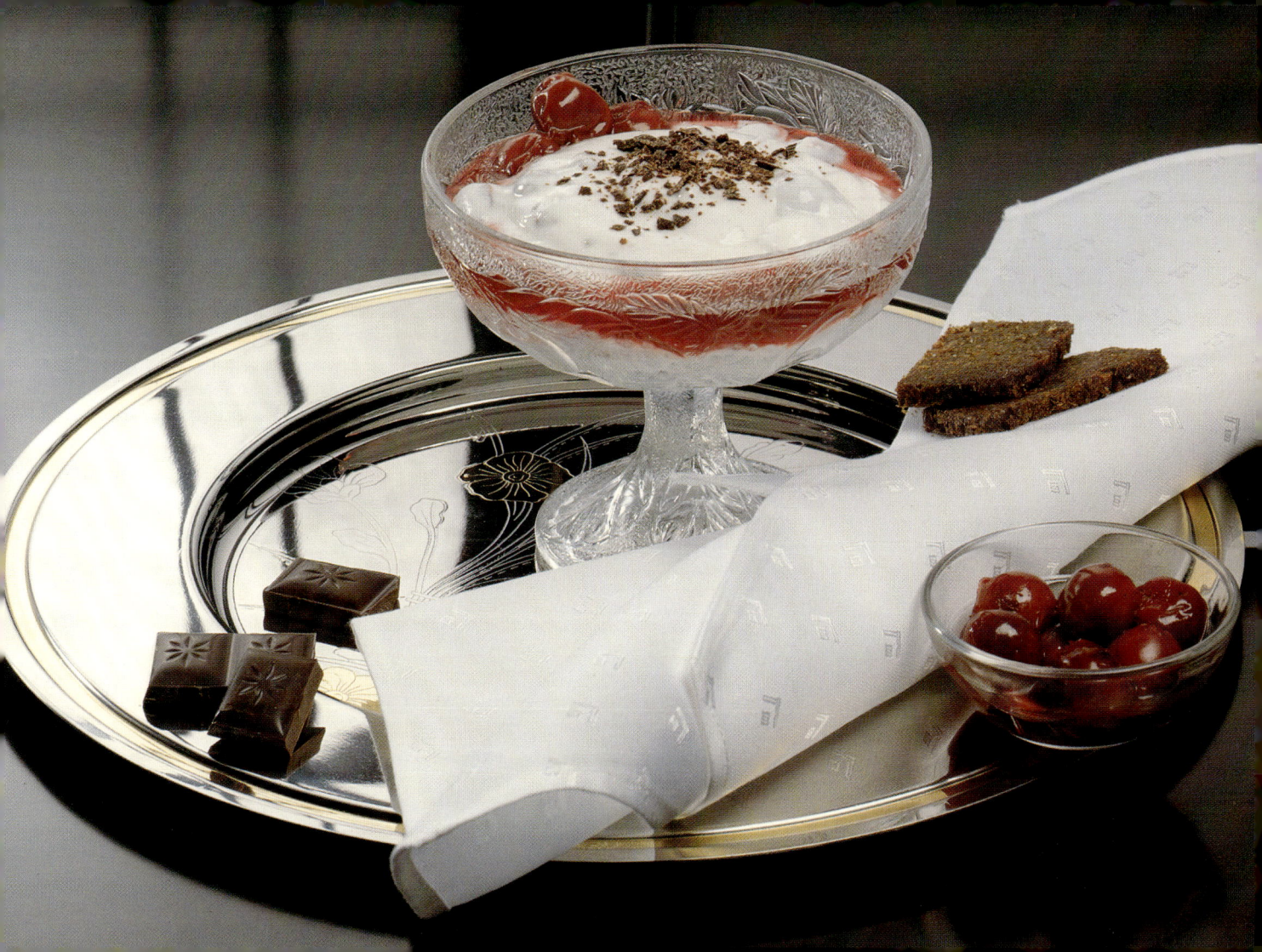

DESSERT

Früchte-Gratin

2		Pfirsiche, groß
200	g	Sauerkirschen
100	g	saure Sahne, 10% Fett
100	g	Magerquark
1	EL	Honig (40 g)
1	EL	Zitronensaft
1		Eiweiß
		Vanille
1	EL	Sesamsamen

Die Pfirsichstücke in eine gefettete feuerfeste Form schichten und die Kirschen dazwischen setzen. Die saure Sahne mit Quark gut verschlagen, mit Honig süßen, mit Zitrone abschmecken, das steifgeschlagene Eiweiß unterheben und auf das Obst streichen. Mit Sesamsamen bestreut das Gericht im Ofen bei 220 - 240 °C etwa 5 Minuten goldgelb backen.

Nährwert einer Portion:
288 kcal bzw. 1205 kJ
7 g Eiweiß, 4 g Fett, 25 g Kohlenhydrate
3 g Ballaststoffe, 9 mg Cholesterin

Variationen:

Banane und Brombeeren
Rhabarber und Erdbeeren
Johannisbeeren und Banane

Der Tip:
Ein Schuß Kirschwasser oder Orangenlikör an die Früchte macht das Dessert zur Delikatesse!

Hirse-Soufflé mit Fruchtsoße

150	g	Hirse
1/2	l	Wasser
		Prise Salz
2		Eier
100	g	Magerquark
2	EL	Honig (80 g)
50	g	gehobelte Mandeln
20	g	Butter

Fruchtsoße:

200	g	Beeren, evtl. tiefgekühlt
1/8	l	Wasser
1	TL	Kartoffelmehl
1	TL	Zucker

Die Hirse in kochendem Wasser 30 Minuten ausquellen lassen. Die Mandeln rösten und mit Honig, Quark und Eigelb unter die Hirse mischen. Eischnee zuletzt vorsichtig unterheben und die Masse in eine gefettete Auflaufform füllen. Butterflöckchen verteilen und alles bei ca. 200 °C 30 Minuten bakken. Für die Soße die Beeren aufkochen, mit angerührtem Kartoffelmehl binden und abschmecken.

Nährwert einer Portion Soufflé:
371 kcal bzw. 1551 kJ
13 g Eiweiß, 15 g Fett, 45 g Kohlenhydrate
3 g Ballaststoffe, 169 mg Cholesterin

Nährwert einer Portion Soße:
50 kcal bzw. 209 kJ
kein Eiweiß, kein Fett, 11 g Kohlenhydrate
2 g Ballaststoffe, kein Cholesterin

DESSERT

Bratapfel mit Vanillesoße

4		Äpfel
1/2		Zitrone
50	g	Haselnüsse, gehackt
40	g	Haferflocken
20	g	Rosinen
1		Eiweiß
25	g	Johannisbeermarmelade

Vanillesoße:

1/2	l	Milch, 1,5% Fett
20	g	Puddingpulver Vanille
oder		
2	EL	gemahlener Naturreis Gerste oder Dinkel
20	g	Urzucker

Die Äpfel schälen, das Kerngehäuse ausstechen und mit dem Saft der Zitrone einreiben. Die Nüsse mit Rosinen, Eiweiß und Marmelade vermischen und die Masse in die Äpfel füllen. Die Äpfel in einer feuerfesten Form bei 200 °C ca. 30 Minuten bakken.

Das Vanillepulver in etwas Milch anrühren, restliche Milch zum Kochen bringen, das angerührte Pulver mit dem Schneebesen einrühren, aufkochen, mit Zucker abschmecken und kalt stellen. Die Soße zu den heißen Äpfeln servieren.

Nährwert einer Portion Bratapfel:
198 kcal bzw. 831 kJ
4 g Eiweiß, 9 g Fett, 23 g Kohlenhydrate
4,5 g Ballaststoffe, kein Cholesterin

Nährwert einer Portion Vanillesoße:
95 kcal bzw. 398 kJ
4 g Eiweiß, 2 g Fett, 15 g Kohlenhydrate
0 (1 g) Ballaststoffe, 6 mg Cholesterin

Buttermilchgelee

1/2	*l*	*Buttermilch*
		Vanille
		Süßstoff
		Zitronensaft
6	*Blatt*	*rote Gelatine*
100	*g*	*Sahne, 30 % F.*

Die Buttermilch mit Vanille, Süßstoff und Zitronensaft gut abschmecken. Die eingeweichte und im Tropfwasser aufgelöste Gelatine darunter rühren. Die Speise in vier Förmchen oder Dessertschälchen füllen und im Kühlschrank erkalten lassen. Die Förmchen stürzen und die Speise mit Sahnetupfern garnieren.

Nährwert einer Portion:
133 kcal bzw. 558 kJ
8 g Eiweiß, 9 g Fett, 6 g Kohlenhydrate
keine Ballaststoffe, 32 mg Cholesterin

Frucht- oder Rotweingelee mit Vanillesoße

400	ml	Rotwein oder Saft
100	ml	Wasser
		Zitronensaft, Süßstoff
8	Blatt	rote Gelatine
200	ml	Milch
1	EL	Dinkelvollkornmehl
1		Vanilleschote

Rotwein und Wasser mischen und mit Zitronensaft und Süßstoff abschmecken. Die im Tropfwasser aufgelöste Gelatine unterrühren. Die Masse in vier Schälchen füllen und im Kühlschrank erstarren lassen. Die Milch aufkochen und das mit Milch und Vanille vermischte Mehl einrühren und aufkochen. Die Soße mit Süßstoff abschmecken und über den roten Gelee gießen.

Nährwert einer Portion:
82 kcal bzw. 346 kJ
4 g Eiweiß, 1 g Fett, 16 g Kohlenhydrate
keine Ballaststoffe, 3 mg Cholesterin

Rhabarbergelee

500	g	Rhabarber
1/8	l	Wasser
4	Blatt	Gelatine
1	EL	Honig
4		Erdbeeren
1	TL	Puderzucker

Die Gelatine in kaltem Wasser einweichen. Gewürfelten Rhabarber mit etwas Wasser aufkochen, die Gelatine in der noch heißen Speise auflösen und mit Honig abschmecken. Die Creme in kalt ausgespülte Förmchen füllen und im Kühlschrank kalt stellen. Den Gelee auf kleine Teller stürzen, mit den Erdbeeren verzieren und den Tellerrand leicht mit Puderzucker besieben.

Nährwert einer Portion:
43 kcal bzw. 178 kJ
2 g Eiweiß, kein Fett, 9 g Kohlenhydrate
4 g Ballaststoffe, kein Cholesterin

Rhabarber mit Vanillecreme

500	g	Rhabarber
1/8	l	Wasser
1	EL	Honig
400	ml	Milch, 1,5% Fett
20	g	Vanillepuddingpulver
100	g	Magerquark
20	g	Zucker
		Vanille

Den gewürfelten Rhabarber in das kochende Wasser geben und einmal aufkochen. Das Kompott mit Honig abschmecken und in Schälchen füllen. Das Puddingpulver mit 2-3 EL Milch glattrühren und in die kochende Milch einrühren. Den Quark unter den Pudding schlagen und mit Zucker und etwas Vanille abschmecken. Die Creme über den Rhabarber gießen und erkalten lassen.

Nährwert einer Portion:
148 kcal bzw. 619 kJ
8 g Eiweiß, 2 g Fett, 26 g Kohlenhydrate
5 g Ballaststoffe, 5 mg Cholesterin

Rhabarber-Erdbeercreme mit Mandelsplittern

200	g	Erdbeeren
250	g	Rhabarber
100	ml	Wasser
10	g	Speisestärke
1	EL	Zucker
20	g	Mandelsplitter

Die Erdbeeren vierteln, mit einer Prise Zucker vermischen und in Schälchen verteilen. Gewürfelten Rhabarber mit etwas Wasser aufkochen, die angerührte Speisestärke einrühren und kurz aufkochen, den Zucker zufügen und die Creme über die Erdbeeren gießen.
Die Mandelsplitter fettlos in der Pfanne rösten und in Häufchen auf die Desserts verteilen.

Nährwert einer Portion:
57 kcal bzw. 236 kJ
2 g Eweiß, 3 g Fett, 10 g Kohlenhydrate
3,5 g Ballaststoffe, kein Cholesterin

Rote Grütze mit Vanillesoße

500	g	Beeren evtl. tiefgekühlt (Johannisbeeren, Himbeeren, Brombeeren oder Kirschen)
1/4	l	Wasser
40	g	Urzucker
20	g	Speisestärke
1/4	l	Milch, 1,5% Fett
1	EL	Vanillezucker
10	g	Puddingpulver Vanille oder Dinkelvollkornmehl

Das Wasser kochen, mit angerührtem Stärkemehl binden, einmal durchkochen und die Beeren untermischen. Die Grütze mit Zucker abschmecken und in Dessertschälchen verteilen.

Das angerührte Puddingpulver in die kochende Milch einrühren, einmal aufkochen und mit Zucker süßen. Die Soße über die Grütze gießen.

Nährwert einer Portion:
165 kcal bzw. 692 kJ
4 g Eiweiß, 3 g Fett, 30 g Kohlenhydrate
3 g Ballaststoffe, 3 mg Cholesterin

Kaffee-Kirsch-Creme

1/2	l	Milch, 1,5% Fett
30	g	Puddingpulver Vanille
20	g	Urzucker
2	TL	Instant-Kaffeepulver
200	g	Sauerkirschen, entsteint
1	EL	Schokostreusel

Die Kirschen in Schälchen verteilen – 4 schöne Kirschen als Garnitur aufheben. Die Milch mit Kaffeepulver aufkochen und mit angerührtem Puddingpulver binden. Die Creme einmal durchkochen, mit Zucker abschmecken und über die Kirschen giessen. Das Dessert mit Schokostreusel und Kirschen garnieren.

Nährwert einer Portion:
141 kcal bzw. 590 kJ
5 g Eiweiß, 3 g Fett, 25 g Kohlenhydrate
0,5 g Ballaststoffe, 6 mg Cholesterin

Früchte-Grießflammeri

1/2	l	Milch
1/4		Zitronenschale, gerieben
		Prise Salz
75	g	Dinkelgrieß
1	EL	Vanillezucker
400	g	Früchte nach Saison
		(Beeren, Kirschen, Pfirsiche,
		Pflaumen usw.)
1	EL	Urzucker
1/2		Banane
1/2		Zitrone

Den Grieß in die kochende Milch einrühren, 10 Minuten zugedeckt ausquellen lassen. Salz, Zucker und Zitronenschale untermischen und den Brei in kalt ausgespülte Förmchen füllen.

Die Früchte mit Zucker pürieren und auf flachen Tellern verteilen.

Erkaltete Grießflammeris auf die Soße stürzen. Die Banane in Scheiben schneiden, in Zitronensaft wenden und das Dessert damit garnieren.

Nährwert einer Portion:
208 kcal bzw. 869 kJ
7 g Eiweiß, 3 g Fett, 38 g Kohlenhydrate
5 g Ballaststoffe, 6 mg Cholesterin

Mandelpfannkuchen mit Beeren

2		Eier
2	EL	Honig
100	g	saure Sahne, 10% Fett
75	g	Dinkelgrieß
		Prise Salz
1/4		Zitronenschale
10	g	Butter oder Margarine
200	g	Himbeeren, Erdbeeren, Heidelbeeren
1	EL	Zucker
40	g	Mandelblättchen

Die Eier mit Honig, saurer Sahne, Grieß, Salz und Zitronenschale verrühren und etwa 20 Minuten quellen lassen. In wenig Fett kleine Pfannkuchen ausbacken.

Die Früchte mit Zucker pürieren und als Soße an die Pfannkuchen gießen. Die Mandeln in der Pfanne fettlos rösten und über die Pfannkuchen streuen.

Nährwert einer Portion:
260 kcal bzw. 1087 kJ
9 g Eiweiß, 16 g Fett, 25 g Kohlenhydrate
4 g Ballaststoffe, 166 mg Cholesterin

MIXGETRÄNKE

Früchtebowle (8 Portionen)

1	l	Früchtetee
1	l	Orangensaft, naturrein
2-3		Zitronen
4		Pfirsiche
2		saftige Äpfel
300	g	Himbeeren, tiefgekühlt
4	EL	Urzucker (60 g)

Früchtetee kochen, abkühlen lassen und absieben. Den Orangensaft und die kleingeschnittenen Früchte zugeben. Zuletzt die Himbeeren beigeben und die Bowle mit Zitronensaft und dem Urzucker abschmecken.

Nährwert einer Portion:
130 kcal bzw. 544 kJ
2 g Eiweiß, 0,5 g Fett, 31 g Kohlenhydrate
3 g Ballaststoffe,
kein Cholesterin

Grundrezept für Teemixgetränke
(für 8 Gläser = 2 Liter)

1	l	Früchte- oder Kräutertee
1/4	l	Saft, naturrein
1/2	l	Mineralwasser mit Kohlensäure
		Zitrone, Süßstoff

Den Tee mit Fruchtsaft mischen und mit Zitrone fruchtig abschmecken. Das Mineralwasser erst kurz vor dem Servieren zugeben. Das Getränk in hohe Gläser füllen, mit Eiswürfeln, Strohalm und frischen Früchten garnieren.

Garnituren:

Orangenmix	–	Orangenscheiben in den Glasrand stecken oder Bananen- und Orangenfilets aufspießen
Früchtemix	–	Johannisbeeren am Stil über Glasrand hängen oder Früchtespieße quer auf das hohe Glas legen

Nährwert einer Portion:
15 kcal bzw. 61 kJ
kein Eiweiß, kein Fett, 3 g Kohlenhydrate
keine Ballaststoffe,
kein Cholesterin

MIXGETRÄNKE

Grundrezept für Milchshake

250	g	Beeren, Pfirsiche, Aprikosen, Äpfel, Birnen u.ä.
1		kleine Banane
2	EL	Hirseflocken
500	g	Buttermilch
1/4	l	Milch, 1,5% F.
		Zitrone
1	EL	Haselnüsse, gemahlen

Die Früchte und Flocken mit etwas Buttermilch im Mixer pürieren, mit der Milch auffüllen und mit der Zitrone abschmecken.
Die Ränder von vier hohen Kelchgläsern befeuchten, in den Nüssen eintunken und mit dem Milchmix füllen.

Nährwert einer Portion:
131 kcal bzw. 549 kJ
13 g Eiweiß, 2 g Fett, 20 g Kohlenhydrate
4 g Ballaststoffe, 8 mg Cholesterin

MIXGETRÄNKE

Pfirsichmixgetränk

4		*reife Pfirsiche*
1		*Banane*
1		*Zitrone*
100	*g*	*Erdbeeren oder Kirschen*
3/8	*l*	*Orangensaft, naturrein*
3/8	*l*	*Mineralwasser*
		evtl. etwas Süßstoff

Die Pfirsiche und Kirschen entsteinen. Vier Erdbeeren oder Kirschen und eine halbe Zitrone für die Garnitur zurücklegen, alle anderen Früchte im Mixer pürieren, mit Saft und Sprudel auffüllen, abschmecken und in vier hohe Gläser füllen. Auf jedem Glasrand je 1 eingeschnittene Kirsche oder Erdbeere und eine schmale Zitronenscheibe befestigen.

Das Getränk mit Strohhalm servieren.

Nährwert einer Portion:
129 kcal bzw. 538 kJ
2 g Eiweiß, kein Fett, 29 g Kohlenhydrate
4 g Ballaststoffe, kein Cholesterin

MIXGETRÄNKE

Heißer oder eisgekühlter Früchtepunsch

1	l	Apfel-, Johannisbeer- oder Kirschsaft, evtl. gemischt
1/2	l	schwarzer Tee oder Früchtetee Schale und Saft einer Zitrone
1/4	l	naturreiner Orangensaft oder Saft aus 4 Orangen Süßstoff nach Geschmack

Drei Teelöffel guten Tee mit kochendem Wasser übergießen, 3 - 4 Minuten ziehen lassen und dann abgießen.

Die Säfte und sehr dünn geschälte Zitronenschale erhitzen, aber nicht kochen. Den Tee zufügen, alles gut abschmecken und erkaltet in den Kühlschrank stellen. Den Punsch mit Eiswürfel und Strohhalm servieren.

Nährwert einer Portion:
148 kcal bzw. 620 kJ
1 g Eiweiß, kein Fett, 36 g Kohlenhydrate
keine Ballaststoffe,
kein Cholesterin

Eis – die beliebte Schleckerei für Zwischendurch

Eis macht dick – das ist bekannt. Echtes *Konditoreis* enthält Milch, Fett oder Sahne, evtl. Eier und reichlich Zucker. *Fruchteis* enthält nur bis zu 30% Fruchtanteil.
Eine große Kugel *Sahneeis* enthält z.B. 220 kcal bzw. 925 kJ. Eine Kugel *Milchspeiseeis* hat immer noch 127 kcal bzw. 530 kJ!
Versteckt sind hier immerhin 10–20 g Fett pro Kugel. Unser Gesamtbedarf pro Tag liegt aber nur bei 60–70 g Fett!

Da könnten Sie sparen! Stellen Sie Ihr Eis selbst her – das ist einfach und schnell! Und Sie sparen eine Menge Fett und Zucker ein.

So einfach bereiten Sie Ihr Eis selbst:

Obst nach Wahl einfrieren und gefroren mit einem Mixstab oder im Mixer mit etwas eiskalter Milch und einer Prise Zucker pürieren – fertig!
Servieren Sie dieses Eis gleich. Beim Einfrieren würde es sehr hart frieren und läßt sich dann nur schlecht portionieren.

Der Tip:
Mixen Sie bei jedem Eis ein gefrorenes Apfelstück mit – das verbessert die Konsistenz!

EIS

Grundrezept für Früchteeis
(Anleitung siehe S. 89)

300	g	Früchte der Saison (Bananen, Äpfel, Pfirsiche, Beeren usw.)
1/4		Apfel
1	TL	Zucker
125	ml	Milch, 1,5% Fett

Nährwert einer Portion:
48 kcal bzw. 200 kJ
2 g Eiweiß, 1 g Fett, 8 g Kohlenhydrate
2 g Ballaststoffe, 2 mg Cholesterin

Pflaumeneis
(Anleitung siehe S. 89)

300	g	Pflaumen oder Zwetschgen
1/4		Apfel
1	TL	Zucker
		Zimt
100	ml	Milch 1,5 % Fett

Nährwert einer Portion:
58 kcal bzw. 244 kJ
1 g Eiweiß, 0,5 g Fett, 14 g Kohlenhydrate
1,5 g Ballaststoffe, 2 mg Cholesterin

Bananen-Nußeis

300	*g*	*Bananen, tiefgekühlt*
125	*ml*	*Milch, 1,5% Fett*
50	*g*	*gehackte Nüsse*
1/4		*Apfel*

Milch und gefrorene Bananen zusammen mixen, Nüsse untermischen und gleich portionieren.

Nährwert einer Portion:
111 kcal bzw. 463 kJ
2 g Eiweiß, 4 g Fett, 19 g Kohlenhydrate
4,5 g Ballaststoffe, kein Cholesterin

Milch-Schoko-Eis

400	ml	H-Milch, 1,5 % Fett
1/4		Apfel
20	g	Zucker
		Vanille
2	EL	Schokostreusel

Die Milch einfrieren und gefroren mit Zucker und Vanille pürieren, die Schokostreusel untermischen und gleich servieren.

Nährwert einer Portion:
96 kcal bzw. 400 kJ
4 g Eiweiß, 3 g Fett, 14 g Kohlenhydrate
keine Ballaststoffe, 5 mg Cholesterin

Butterkuchen

250	g	Mehl Type 1050
250	g	Vollkornmehl (Dinkel oder Weizen)
80	g	Zucker
		Prise Salz
300	ml	Milch, 1,5 % Fett
50	g	Butter oder Margarine
10	g	Hefe
120	g	Butter
100	g	Zucker
1	TL	Zimt nach Belieben
100	g	Mandelblättchen

Die Hefe zum Mehl bröseln und mit Milch, Salz, Zucker und Fett einen glatten Teig kneten. Den Teig zugedeckt etwa 1 Stunde ruhen lassen, dann auf einem Blech ausrollen, mit Butterflöckchen belegen und mit Mandeln und Zimtzucker bestreuen. Den Kuchen im vorgeheizten Ofen bei 200 - 220 °C ca. 25 Minuten backen.

Den Kuchen in 16 Stücke teilen.

Nährwert eines Stückes:
270 kcal bzw. 1133 kJ
6 g Eiweiß, 13 g Fett, 34 g Kohlenhydrate
3 g Ballaststoffe, 19 mg Cholesterin

Streuselkuchen mit Obst

200	g	Dinkelvollkornmehl
200	g	Mehl Type 1050
10	g	Hefe
1/4	l	Milch, 1,5% Fett
		Vanille
40	g	Zucker
1	kg	Obst (Äpfel, Kirschen, Zwetschgen, Rhabarber)
100	g	Butter oder Margarine
80	g	Zucker
200	g	Dinkelvollkornmehl (oder zur Hälfte Mehl Type 1050)
1	TL	Zimt nach Belieben

Mehl, Milch, Hefe und Zucker sehr gut verkneten und zugedeckt 1 - 1 1/2 Std. gehen lassen.

Den Teig auf einem Blech ausrollen und mit Obst belegen. Das Fett mit Zucker, Mehl und Zimt vermischen und die Brösel über dem Obst verteilen. Den Kuchen bei ca. 175 °C etwa 25 - 35 Minuten backen.

Das Rezept ergibt 20 Stücke.

Nährwert eines Stückes:
189 kcal bzw. 789 kJ
4 g Eiweiß, 5 g Fett, 31 g Kohlenhydrate
4 g Ballaststoffe, 1 mg Cholesterin

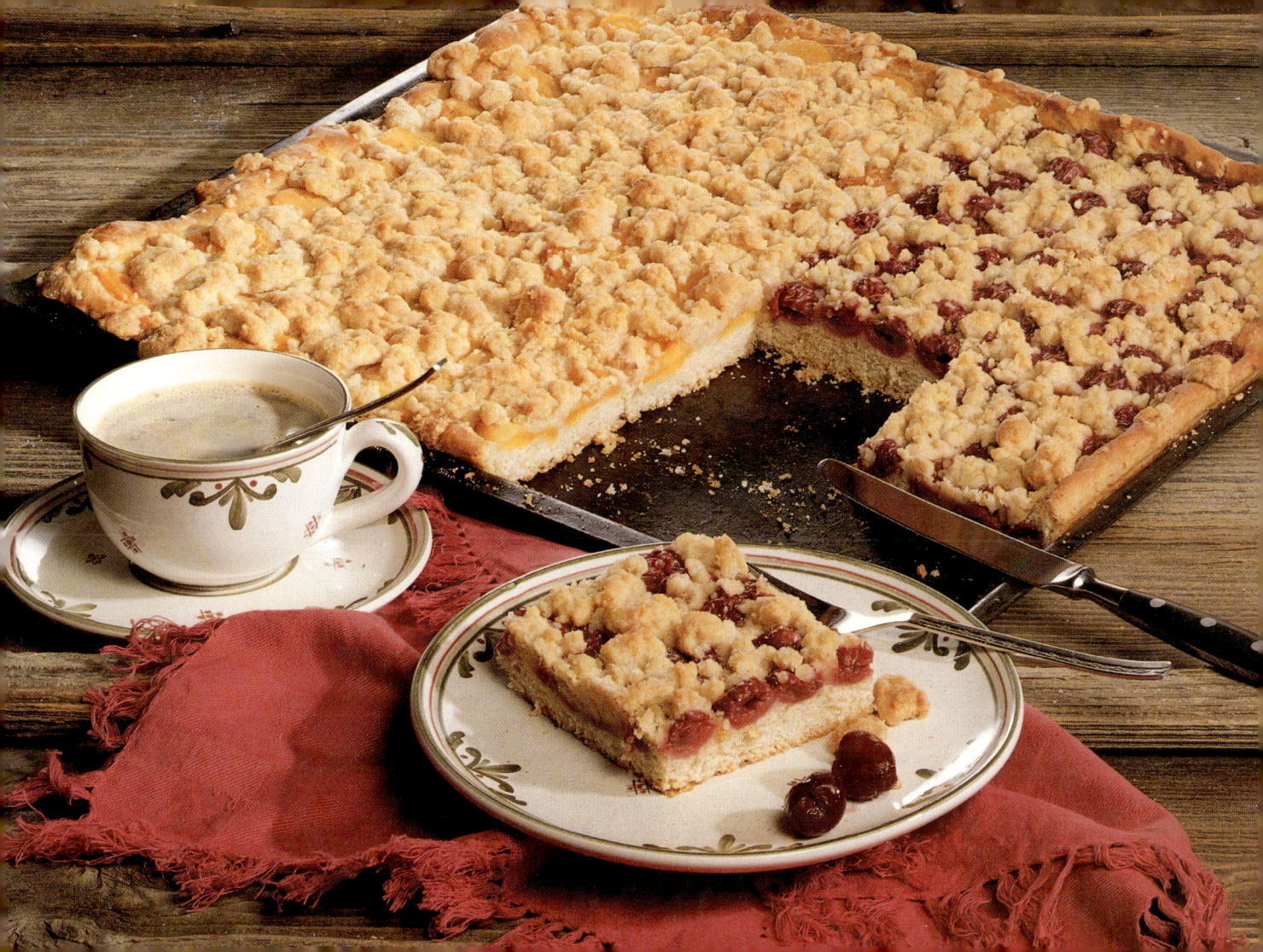

Buttermilchschnitten

3		Eier
180	g	Zucker
350	g	Dinkelvollkornmehl
1	P.	Backpulver
10	g	Vanillezucker
400	ml	Buttermilch
80	g	gehobelte Mandeln
40	g	Zucker

Die Eier mit dem Zucker schaumig schlagen, Mehl, Buttermilch, Backpulver und Vanille untermischen und alles auf ein gefettetes Blech streichen. Die Mandeln mit dem Zucker mischen, auf dem Kuchen verteilen und bei 200 °C 30 Minuten backen.

Den Kuchen in 16 Stücke teilen.

Nährwert eines Stückes:
182 kcal bzw. 761 kJ
5 g Eiweiß, 5 g Fett, 29 g Kohlenhydrate
2,4 g Ballaststoffe, 60 mg Cholesterin

Quark-Ölteig – Grundrezept
(für Kleingebäck und Kuchenböden)

150	*g*	*Quark (Topfen)*
6	*EL*	*Milch*
6	*EL*	*Speiseöl*
75	*g*	*Zucker*
1	*P.*	*Vanillezucker*
		Prise Salz
300	*g*	*Vollkornmehl (Dinkel oder Weizen)*
1	*P.*	*Backpulver*

Den Quark mit Milch, Öl, Zucker, Vanillezucker und Salz verrühren. Danach die Hälfte des Mehles mit Backpulver vermischen, dazugeben und verrühren.

Verwendung für:

• Apfel-, Zwetschgen-, Kirschkuchen u.ä.
• Streuselkuchen
• Kleingebäck wie Schnecken, Hörnchen, Taschen, gefüllt mit Marmelade, Nußfüllung oder Obst

Nährwert des Rezeptes:
1915 kcal bzw. 8012 kJ
58 g Eiweiß, 68 g Fett, 267 g Kohlenhydrate
39 g Ballaststoffe, 6 mg Cholesterin

BLECHKUCHEN

Schneller Blechkuchen mit Obst

1		Rezept Quark-Ölteig (Seite 97)
750	g	Äpfel, Kirschen, Zwetschgen u.ä.
50	g	Mandelblättchen
2	EL	Zucker (evtl. mit Prise Zimt)

Den Quark-Ölteig 1/2 cm dick ausrollen, mit dem Obst belegen, mit Mandeln bestreuen und bei etwa 220 °C 25 - 30 Minuten backen. Den fertigen Kuchen mit Zucker bestreuen und in 12 Stücke teilen.

Nährwert eines Stückes:
224 kcal bzw. 936 kJ
6 g Eiweiß, 8 g Fett, 32 g Kohlenhydrate
5 g Ballaststoffe, 0,5 mg Cholesterin

Mokkakuchen

250	g	Vollrohrzucker
6		Eier
3	EL	Kaffee, fein gemahlen
4	EL	kochendes Wasser
100	g	ungeschälte Mandeln
50	g	Nüsse, gehackt
50	g	Rosinen, gehackt
25	g	Feigen, gehackt
50	g	Schokolade, gerieben
100	g	Vollkornmehl
1/2	P.	Backpulver

Den Kaffee überbrühen und noch etwas abkühlen lassen. Die Eigelbe mit Kaffee und 100 g Zucker schaumig schlagen. Eiweiß steif schlagen, den restlichen Zucker einrieseln lassen und mit allen Zutaten locker mischen. Den Teig in eine gefettete Springform füllen. Auf unterster Schiene bei 180 °C etwa 60 Minuten backen.

Den Kuchen in 12 Stücke teilen.

Nährwert eines Stückes:
265 kcal bzw. 1108 kJ
7 g Eiweiß, 11 g Fett, 33 g Kohlenhydrate
3 g Ballaststoffe, 157 mg Cholesterin

RÜHRKUCHEN

Marmorkuchen

250	g	Butter oder Margarine
200	g	Zucker
		Vanille
		Prise Salz
3		Eier
500	g	Dinkelvollkornmehl
1	P.	Backpulver
200	ml	Milch, 1,5 % Fett
2	cl	Rum
3	EL	Kakao
20	g	Puderzucker

Das Fett mit dem Zucker gut schaumig rühren, Gewürze zufügen, nach und nach die Eier unterschlagen und zuletzt Mehl, Backpulver, Milch und Rum einrühren. Der Teig muß schwerreißend vom Löffel fallen. Die Hälfte des Teiges in eine gefettete Gugelhupfform füllen. Den Kakao in den Rest Teig mischen. Den Schokoladenteig mit einer Gabel spiralförmig unter den hellen Teig ziehen und den Kuchen auf unterer Schiene bei 180 °C etwa 90 Minuten backen.
Den Kuchen in 16 Stücke teilen.

Nährwert eines Stückes:
295 kcal bzw. 1232 kJ
6 g Eiweiß, 15 g Fett, 34 g Kohlenhydrate
3 g Ballaststoffe, 60 mg Cholesterin

Quarkkuchen mit Rosinen

120	g	Butter oder Margarine
120	g	Zucker
1		Zitrone
		Vanille
2	EL	Rum
2		Eier
250	g	Magerquark
350	g	Vollkornmehl (Dinkel oder Weizen)
1	P.	Backpulver
100	g	Rosinen, eingeweicht in Rum

Aus Fett und Zucker eine Schaummasse rühren, nach und nach die Eier zufügen, Gewürze und restliche Zutaten untermischen. Den Teig in eine gefettete Kastenform füllen. Bei 180 °C 70 Minuten auf unterer Schiene backen.
Den Kuchen in 12 Stücke teilen.

Nährwert eines Stückes:
258 kcal bzw. 1079 kJ
8 g Eiweiß, 9 g Fett, 34 g Kohlenhydrate
4 g Ballaststoffe, 53 mg Cholesterin

RÜHRKUCHEN

Gedeckter Birnenkuchen

1	kg	Birnen
150	g	Margarine oder Butter
80	g	Zucker oder Urzucker
3		Eier
300	g	Vollkornmehl
3	TL	Backpulver
1/8	l	Milch, 1,5% F.
100	g	zerbröckelte Schokolade
1	EL	Kakao
50	g	Haferflocken
1	EL	Rum
		Zimt, Muskat

Die Birnen schälen und halbieren. Das Fett mit dem Zucker sehr gut schaumig rühren, die Eier nach und nach zugeben und mit allen anderen Zutaten vermischen. Den Teig zu zwei Dritteln in eine gefettete und bemehlte Springform füllen. Die Birnenhälften darauf verteilen und den restlichen Teig in die Zwischenräume füllen.
Den Kuchen bei 190 - 200 °C ca. 1 Stunde auf unterer Schiene backen und in 12 Stücke teilen.

Nährwert eines Stückes:
339 kcal bzw. 1415 kJ
7 g Eiweiß, 16 g Fett, 41 g Kohlenhydrate
5 g Ballaststoffe, 79 mg Cholesterin

Zucchinikuchen

65	g	*Butter*
150	g	*Honig oder Zuckerrohrgranulat*
2		*Eier*
300	g	*geraspelte Zucchini*
250	g	*Vollkornmehl*
1/2	P.	*Backpulver*
1 1/2	EL	*Zimt*
30	g	*Sonnenblumenkerne für die Form*

Die Butter schaumig rühren, mit allen restlichen Zutaten verrühren und in eine gefettete, mit Sonnenblumenkernen ausgestreute Form geben (Kasten- oder Springform). Backen auf unterer Schiene bei 175 - 200 °C etwa 60 - 70 Minuten.

Den Kuchen in 12 Stücke teilen.

Nährwert einer Portion:
186 kcal bzw. 776 kJ
5 g Eiweiß, 8 g Fett, 25 g Kohlenhydrate
6 g Ballaststoffe, 52 mg Cholesterin

RÜHRKUCHEN

Kranzkuchen

200	g	Margarine oder Butter
150	g	Zucker
3		Eier
		Vanille
		Prise Salz
1-2	TL	Zimt
300	g	Vollkornmehl
2	TL	Backpulver
350	g	Äpfel
100	g	Haselnüsse
50	g	Puderzucker

Das Fett mit dem Zucker schaumig rühren, nach und nach die Eier zufügen, die restlichen Zutaten unterheben und den Teig in eine gefettete, mit Paniermehl ausgestreute Kranzform füllen.
Backen bei ca. 180 °C etwa 60 - 70 Minuten.

Den abgekühlten Kuchen in 20 Stücke teilen.

Nährwert eines Stückes:
207 kcal bzw.866 kJ
4 g Eiweiß, 12 g Fett, 20 g Kohlenhydrate
3 g Ballaststoffe, 47 mg Cholesterin

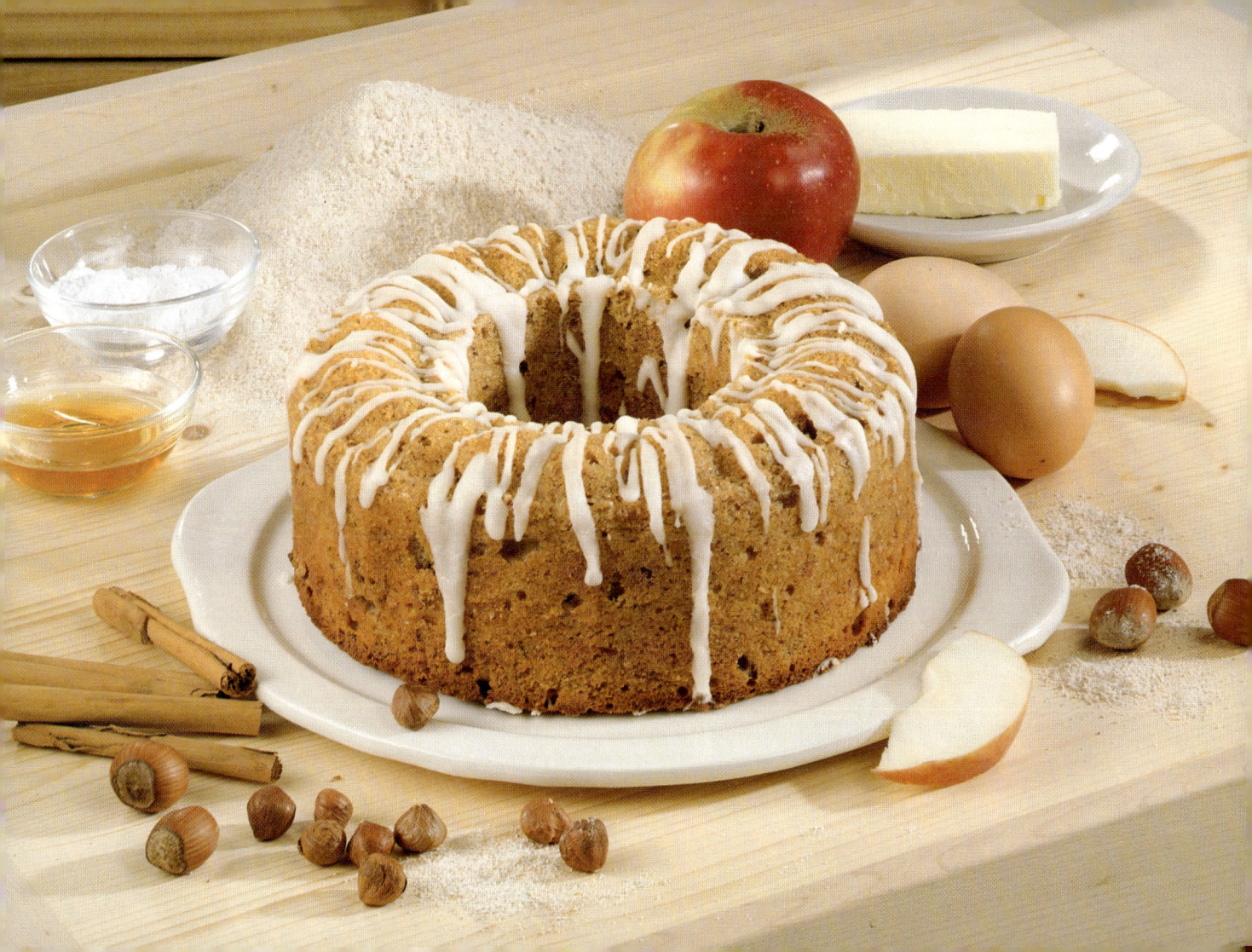

RÜHRKUCHEN

Käsekuchen

250	g	Vollkornmehl
150	g	Margarine oder Butter
100	g	Zucker
1		Ei
		Prise Salz
1		Zitrone
4		Eier
1	kg	Magerquark
200	g	saure Sahne, 10% Fett
1/4	l	Milch, 1,5% Fett
1	P.	Puddingpulver Vanille
100	g	Zucker
1	EL	Zitronensaft
1	EL	Rum
		Prise Salz
100	g	Mandelsplitter zum Bestreuen

Einen Mürbteig kneten, 30 Minuten kalt stellen und eine Springform damit auskleiden. Die Eigelbe mit Quark und allen Zutaten vermischen. Den steifgeschlagenen Eischnee unterziehen.
Die Masse in die Springform füllen, mit Mandeln bestreuen und bei 200 - 220 °C ca. 70 Minuten auf unterster Schiene backen.

Den Kuchen in 16 Stücke teilen.

Nährwert eines Stückes:
357 kcal bzw. 1494 kJ
15 g Eiweiß, 15 g Fett, 29 g Kohlenhydrate
4 g Ballaststoffe, 104 mg Cholesterin

Gestürzter Obstkuchen

120	g	Butter oder Margarine
150	g	Zucker
3		Eier
		Zitronenschale
1	EL	Rum
150	g	Vollkornmehl
1/2	TL	Backpulver
		zum Auslegen: Pergamentpapier
30	g	Butter
30	g	Mandeln oder Sonnenblumenkerne
30	g	Zucker
750	g	Äpfel, Birnen, Rhabarber
		Kirschen, usw.

Die Butter mit dem Zucker schaumig rühren, nach und nach die Eier zufügen und das Mehl, Rum und Backpulver untermischen. Eine Springform mit Papier auslegen, mit weicher Butter dick ausstreichen, mit Mandeln oder Sonnenblumen und Zucker bestreuen und dicht mit Obst belegen. Den Teig darüber verteilen und im Ofen auf unterer Schiene bei ca. 180 °C etwa 40 - 45 Minuten backen. Der Kuchen benötigt etwas mehr Unterhitze. Den Kuchen kurz abkühlen lassen, dann stürzen und mit der Apfelseite nach oben anrichten.

In 12 Stücke teilen.

Nährwert eines Stückes:
246 kcal bzw. 1027 kJ
4 g Eiweiß, 12 g Fett, 31 g Kohlenhydrate
3 g Ballaststoffe, 79 mg Cholesterin

RÜHRKUCHEN

Gewürzkuchen

125	g	Butter oder Margarine
80	g	Urzucker
1		Prise Nelken, gemahlen
1		Prise Muskat
1	TL	Zimt
2		Eier
180	g	Dinkelvollkornmehl
1	TL	Backpulver
2	EL	Milch, 1,5% Fett
20	g	Schokoladenraspel
		(= 1 Riegel)

Das Fett mit dem Zucker schaumig rühren, nach und nach die Eier unterschlagen, die Gewürze, Mehl, Backpulver, Milch und Schokolade unterheben und den Teig in eine gefettete Napfkuchenform füllen. Den Kuchen bei 175 °C auf unterster Schiene etwa 60 Minuten backen.

Das Rezept ergibt 12 Stücke.

Nährwert eines Stückes:
176 kcal bzw. 738 kJ
3 g Eiweiß, 10 g Fett, 17 g Kohlenhydrate
1,3 g Ballaststoffe, 52 mg Cholesterin

Eierlikörkuchen

50	g	Vollmilchschokolade
30	g	Kakao, stark entölt
75	g	Butter oder Margarine
75	g	Zucker
4		Eier
100	g	gehackte Nüsse
50	g	Vollkornmehl (Dinkel oder Weizen)
2	TL	Backpulver
1	EL	Rum
200	g	Sahne, 30% Fett
10	g	Vanillezucker
1	P.	Sahnesteif
300	ml	Eierlikör
2	EL	Schokostreusel

Butter und Zucker schaumig schlagen, nach und nach die Eier zufügen, Nüsse, Mehl, Backpulver und Schokolade unterheben und den Teig in eine gefettete Springform füllen.

Bei 175 °C etwa 25 - 30 Minuten backen.

Den Kuchen mit einer Gabel mehrmals einstechen und einen Teil des Eierlikörs darauf verteilen. Die Sahne mit Vanillezucker und Sahnesteif schnittfest schlagen, auf dem ausgekühlten Kuchen verteilen. Die Sahneschicht wieder mit Eierlikör bedecken und am Rand mit Schokostreuseln garnieren. Den Kuchen kalt stellen.

Den Kuchen in 16 Stücke teilen.

Nährwert eines Stückes:
226 kcal bzw. 945 kJ
4 g Eiweiß, 15 g Fett, 17 g Kohlenhydrate
1 g Ballaststoffe, 92 mg Cholesterin

RÜHRKUCHEN

Donauwellen

200	g	Butter oder Margarine
150	g	Urzucker
5		Eier
300	g	Dinkelvollkornmehl
1	P.	Backpulver
1	EL	Kakao
2	EL	Rum
750	g	Kirschen, entsteint
3/4	l	Milch
2	P.	Puddingpulver Vanille
50	g	Zucker
200	g	Butter oder Margarine
300	g	Schokolade
30	g	hartes Pflanzenfett

Das Fett mit dem Zucker schaumig rühren, nach und nach die Eier unterschlagen, Mehl, Backpulver und Kakao untermischen und den Teig auf ein tiefes gefettetes Blech streichen.

Die Kirschen auf dem Teig verteilen und den Kuchen im vorgeheizten Ofen bei 175 °C 45 - 60 Minuten backen.

Das Puddingpulver mit Zucker und etwas Milch glattrühren, in die kochende Milch einrühren, aufkochen und etwas abkühlen lassen. Das Fett schaumig rühren und eßlöffelweise den Pudding unterrühren. Die Creme auf dem erkalteten Kuchen verteilen.

Die Schokolade mit dem Fett im Wasserbad schmelzen und auf dem erkalteten Pudding verteilen.

Den Kuchen in 24 Stücke schneiden.

Nährwert eines Stückes:
335 kcal bzw. 1410 kJ
5 g Eiweiß, 21 g Fett, 32 g Kohlenhydrate
2 g Ballaststoffe, 67 mg Cholesterin

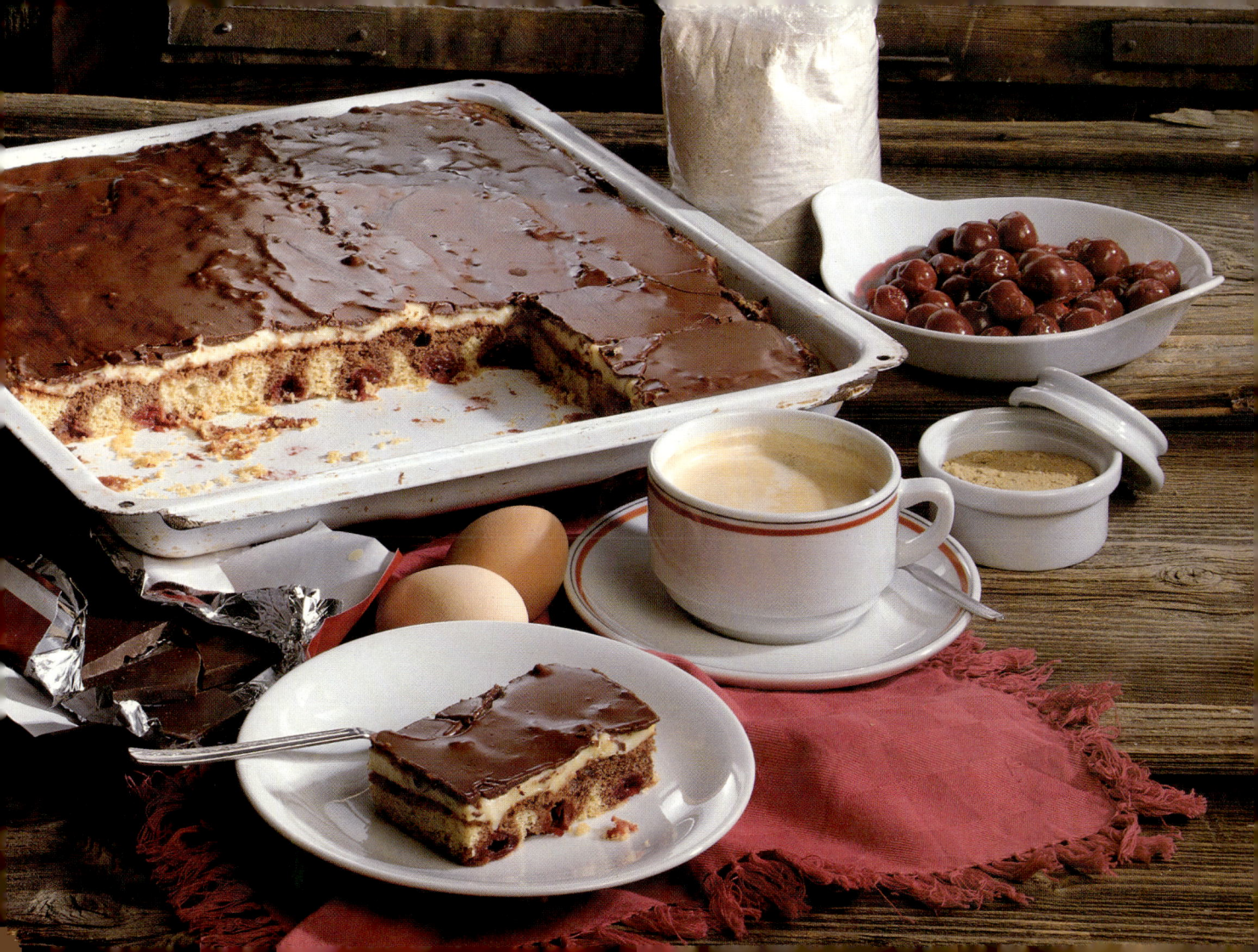

RÜHRKUCHEN

Rotwein-Walnußkuchen

100	g	Rosinen
200	ml	Rotwein
200	g	Butter oder Margarine
100	g	Urzucker
4		Eier
2	TL	Kakao
1	TL	Zimt
		Prise Salz
1		Prise gemahlene Nelken
50	ml	Orangensaft
400	ml	Dinkelvollkornmehl
1	P.	Backpulver
100	g	Walnüsse, gehackt

Die Rosinen in dem Rotwein über Nacht einweichen. Das Fett mit dem Zucker schaumig rühren, nach und nach die Eier unterschlagen, die Gewürze, Rosinen mit Rotwein, Mehl, Nüsse, Backpulver und Orangensaft untermischen und den Teig in eine gefettete Napfkuchenform streichen.

Den Kuchen bei 175 °C auf unterster Schiene etwa 60 Minuten backen.

Den Kuchen dann etwas ausdampfen lassen, stürzen und nach Belieben mit Puderzucker besieben.

Das Rezept ergibt 16 Stücke.

Nährwert eines Stückes:
292 kcal bzw. 1220 kJ
6 g Eiweiß, 16 g Fett, 28 g Kohlenhydrate
3 g Ballaststoffe, 79 mg Cholesterin

Krümel-Quarktorte

250	g	Butter oder Margarine
200	g	Zucker
		Vanille
1		Ei
		Prise Salz
250	g	Dinkelvollkornmehl
250	g	Mehl Type 1050
1		Backpulver
1	kg	Magerquark
1	P.	Puddingpulver Vanille
1		Ei
200	g	Zucker
		Zitronenschale, gerieben
50	g	Rosinen
2	EL	Rum

Aus Fett, Mehl, Ei und Zucker einen bröseligen Teig kneten und mit 2/3 davon eine Springform auslegen. Den Quark mit Ei und Zucker und Zitronenschale sehr gut verschlagen, die in Rum eingelegten Rosinen untermischen und die Masse auf den Krümelboden verteilen. Die restlichen Krümel über den Quark streuen.

Den Kuchen auf unterer Schiene im vorgeheizten Ofen bei etwa 175 °C 60 - 70 Minuten backen.

Den Kuchen in 16 Stücke teilen.

Nährwert eines Stückes:
353 kcal bzw. 1476 kJ
5 g Eiweiß, 14 g Fett, 52 g Kohlenhydrate
2,5 g Ballaststoffe, 40 mg Cholesterin

Krümeltorte mit Obst

200	g	Butter oder Margarine
120	g	Zucker
1		Ei
		Vanille
200	g	Mehl Type 1050
300	g	Dinkel-Vollkornmehl
1	P.	Backpulver
500	g	Aprikosen, Äpfel oder Kirschen
		Zimt

Das Fett mit dem Zucker schaumig rühren und Ei und Mehl zufügen. Die Hälfte vom Teig in eine Springform geben, andrücken und mit Obst belegen. Den Zimt mit dem restlichen Teig vermischen und als Streusel über das Obst streuen.

Bei 200 - 220 °C ca. 30 Minuten backen.

Rezept ergibt 16 Stück.

Nährwert eines Stückes:
321 kcal bzw. 1346 kJ
11 g Eiweiß, 12 g Fett, 48 g Kohlenhydrate
3 g Ballaststoffe, 20 mg Cholesterin

Obstquiche

120	g	*Vollkornmehl (Dinkel oder Weizen)*
		Prise Salz
2	TL	*Honig*
80	g	*Butter oder Margarine*
1		*Eigelb*
400	g	*Obst (Pflaumen, Aprikosen, Äpfel u.ä.)*
2	EL	*Puderzucker*
1	EL	*Weinbrand*

Aus Mehl, 50 g Fett, Salz, Honig und Eigelb einen Mürbteig kneten. Ist er zu bröselig, so geben Sie etwas Wasser zu. Eine kleine runde Backform mit dem Teig auskleiden, mehrmals mit der Gabel einstechen und 10 Minuten vorbacken bei 200 °C.
Das Obst schneiden und den Boden belegen. Puderzucker mit Weinbrand und restlichem Fett schaumig schlagen, das Obst bestreichen und bei 220 °C nochmals 10 - 15 Minuten backen.

Den Kuchen in acht Stücke schneiden.

Nährwert eines Stückes:
182 kcal bzw.761 kJ
2 g Eiweiß, 9 g Fett, 19 g Kohlenhydrate
3 g Ballaststoffe, 39 mg Cholesterin

TORTEN

Schnelle Obsttorte (Mürbteig)

200	g	Vollkornmehl
80	g	Butter
80	g	Zucker
1		Ei
		Vanille
1	EL	Wasser
4		Äpfel (600 g) oder
500	g	Kirschen, Beeren, Rhabarber u.ä.
1		Ei
200	g	saure Sahne, 10% Fett
		Zimt

Mehl, Fett, Zucker und Wasser rasch miteinander verkneten, ausrollen und in eine Springfrom legen. Den Rand etwas hochdrücken. Die Äpfel in schmale Scheiben schneiden oder Rhabarber in Stücke und den Boden damit belegen. Die saure Sahne mit Ei und Zimt verquirlen und über das Obst gießen. Den Kuchen bei 200 - 220 °C ca. 35 - 40 Minuten backen und nach dem Erkalten in 12 Stücke schneiden.

Nährwert eines Stückes:
185 kcal bzw. 780 kJ
4 g Eiweiß, 9 g Fett, 24 g Kohlenhydrate
3 g Ballaststoffe, 57 mg Cholesterin

Semmelbröselkuchen

4		*Eier*
120	*g*	*Zucker*
200	*g*	*Vollkorn-Semmelbrösel*
500	*g*	*Sauerkirschen*
		oder Johannisbeeren

Die Eier mit Zucker sehr schaumig rühren, die Brösel oder Nüsse unterkneten und den Teig in eine gefettete Springform füllen.
Die gut abgetropften Kirschen darauf verteilen und den Kuchen bei 200 °C 30 - 40 Minuten auf unterer Schiene backen.

Ergibt 12 Stücke.

Nährwert eines Stückes:
140 kcal bzw.585 kJ
5 g Eiweiß, 2 g Fett, 25 g Kohlenhydrate
2 g Ballaststoffe, 105 mg Cholesterin

Schokoigel

3		Eier
3	EL	Rum
		Vanille
150	g	Zucker
200	g	Vollkornmehl
		(Dinkel oder Weizen)
100	ml	Apfelsaft

Füllung:

1/4	l	Milch, 1,5% Fett
6	EL	Kabapulver
1/2	P.	Vanillepudding
100	g	Butter oder Margarine

Überzug:

40	g	Mandelstifte
100	g	Schokolade zartbitter
40	g	Pflanzenfett

Garnitur:

Haselnuß (Nase), 2 Smarties (Augen)

Ganze Eier mit Zucker zu einer Schaummasse schlagen, Vanille, Rum und Mehl untermischen und den Teig in runde feuerfeste Form füllen.

Bei 175 °C etwa 40 Minuten backen. Den Kuchen stürzen, evtl. zu einer Igelform schneiden und abgekühlt zweimal quer durchschneiden. Die Böden mit etwas Apfelsaft tränken.

Das Puddingpulver mit dem Kabapulver mischen und in die kochende Milch einrühren. In den erkalteten Pudding das Fett einschlagen, den Igel schichtweise damit füllen und von außen dünn bestreichen.

Die Schokolade im Wasserbad mit dem Fett schmelzen. Inzwischen den Igel mit den Mandelstiften bespicken, mit der zerlassenen Schokolade beziehen und das Gesicht mit Hilfe von Smarties und Nuß gestalten.

Das Rezept ergibt ca. 16 Scheiben.

Nährwert einer Scheibe:
235 kcal bzw. 983 kJ
4 g Eiweiß, 12 g Fett, 25 g Kohlenhydrate
2 g Ballaststoffe, 60 mg Cholesterin

Cremetorte - Grundrezept

5		Eier
180	g	Zucker
100	g	Dinkelvollkornmehl
100	g	Mehl Type 1050
1	EL	Vanillezucker
1/2	P.	Backpulver
1/2	l	Milch, 1,5 % Fett
1	P.	Vanillepudding
100	g	Butter oder Margarine
50	g	Puderzucker
2	EL	Marmelade
1/8	l	Rum
2	EL	Schokostreusel
2	EL	Nuß-Nougatcreme

Die Eier mit Zucker zu einer Schaummasse schlagen, Mehl und Backpulver unterheben und den Teig in eine Springform füllen.

Bei 180 °C etwa 40 Minuten auf unterer Schiene backen. Das Puddingpulver mit etwas kalter Milch anrühren, in die kochende Milch schlagen, aufkochen und unter den etwas abgekühlten Pudding eßlöffelweise das mit Puderzucker verschlagene Fett rühren. Den Tortenboden zweimal durchschneiden. Den untersten Boden dünn mit Marmelade bestreichen, eine dünne Schicht Creme darübergeben, den mittleren Boden darauf legen, mit etwas Rum tränken, wieder mit Creme bestreichen und mit dem oberen Boden genauso verfahren. Die Torte an den Rändern glattschneiden, ringsum mit Creme zudecken und den äußeren Rand mit Schokostreuseln garnieren. Die Nuß-Nougatcreme in ein spitzes Spritztütchen füllen und die Torte damit nach Belieben verzieren.

Die Torte in 16 Stücke teilen.

Nährwert eines Stückes:
225 kcal bzw. 940 kJ
5 g Eiweiß, 9 g Fett, 27 g Kohlenhydrate
1 g Ballaststoffe, 100 mg Cholesterin

TORTEN

Varianten für die Cremetorte:

Mokka-Cremetorte:
Unter das Puddingpulver 2 TL Kaffee-Instantpulver
mischen.

Schoko-Cremetorte:
In den Bisquitteig 20 g Schokopulver ziehen, dafür
die Mehlmenge um 20 g kürzen.
Statt Vanille – Schokopuddingpulver verwenden.

Nußcremetorte:
unter die Creme 100 g gemahlene Nüsse mischen.

Zitronencreme:
Unter die Creme Saft und Schale einer Zitrone
mischen.

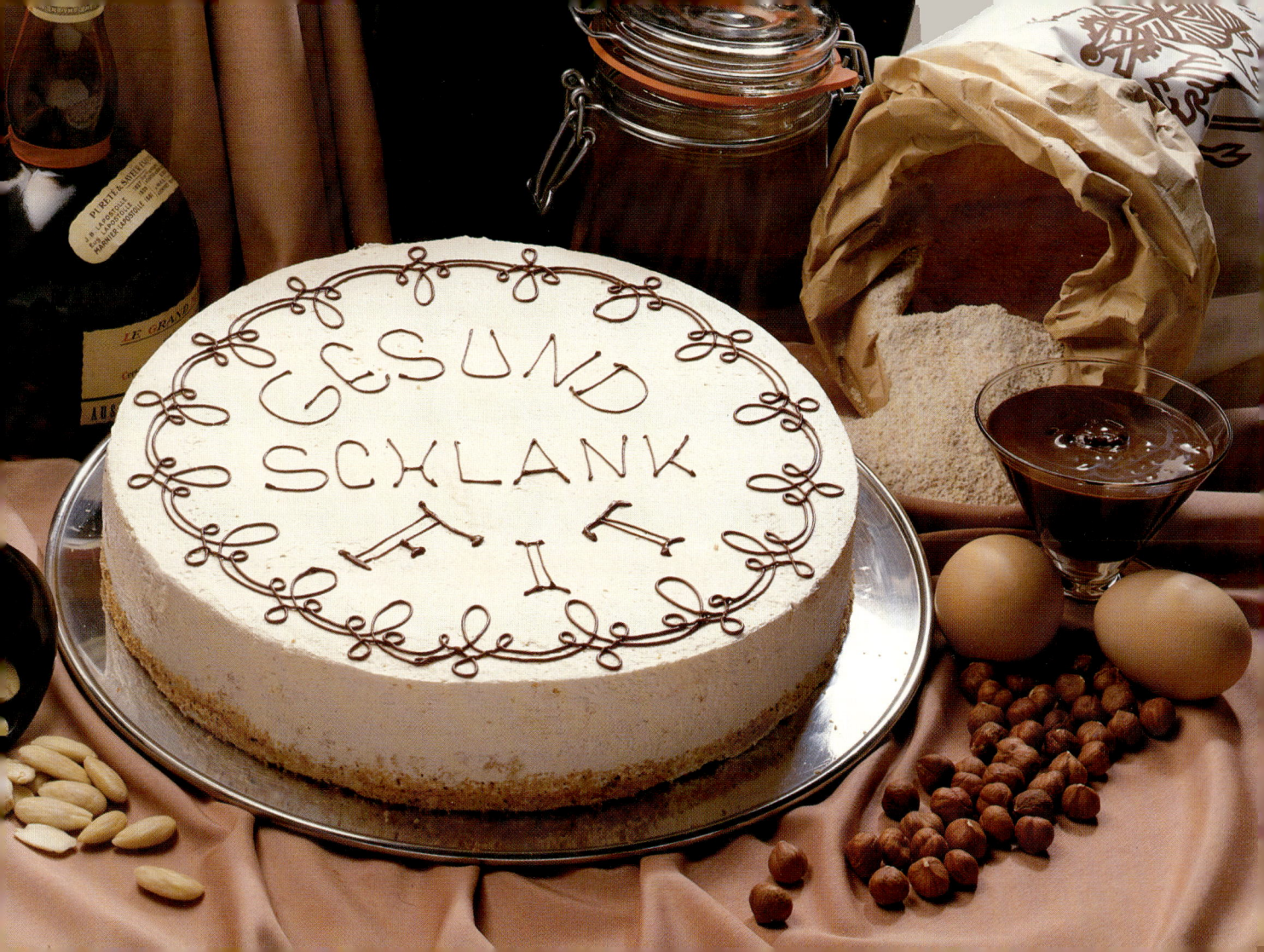

Schokotörtchen
(Rezept für 20 Stück)

150	g	Margarine oder Butter
80	g	Zucker oder Urzucker
3		Eier
300	g	Vollkornmehl
3	TL	Backpulver
1/8	l	Milch, 1,5% F.
100	g	zerbröckelte Schokolade
1	EL	Kakao
50	g	Haferflocken
1	EL	Rum
		Zimt, Muskat

Garnitur:

	Birnenstücke
oder	ganze Nuß oder Walnußhälften
oder	Kirsche, Aprikose
oder	gehackte Pistazien, Mandeln usw.

Das Fett mit Zucker sehr gut verschlagen, bis der Zucker nicht mehr knirscht. Die restlichen Zutaten zufügen und den Teig in 20 Backförmchen verteilen. Nach Belieben verzieren mit Birnenschnitzen, Kirschen, Nüssen oder gehackten Pistazien.
Die Törtchen bei 175 - 190 °C etwa 30 Minuten backen.

Nährwert eines Stückes:
159 kcal bzw. 667 kJ
3 g Eiweiß, 9 g Fett, 16 g Kohlenhydrate
2,5 g Ballaststoffe, 47 mg Cholesterin

Marmortörtchen
(Rezept ergibt 16 Törtchen)

125	g	Butter oder Margarine
100	g	Zucker
		Vanille
		Prise Salz
2		Eier
250	g	Dinkelvollkornmehl
1/2	P.	Backpulver
100	ml	Milch, 1,5 % Fett
12	cl	Rum
3	EL	Kakao
1	EL	Puderzucker

Das Fett mit dem Zucker gut schaumig rühren, Gewürze zufügen, nach und nach die Eier unterschlagen und zuletzt Mehl, Backpulver, Milch und Rum einrühren. Der Teig muß schwerreißend vom Löffel fallen. Die Hälfte des Teiges in Papiermanschetten füllen. Den Kakao unter die zweite Teighälfte mischen.

Den Schokoladenteig mit einer Gabel spiralförmig unter den hellen Teig ziehen, die Törtchen auf unterer Schiene bei 180 °C etwa 90 Minuten backen.

Nährwert eines Stückes:
148 kcal bzw. 616 kJ
3 g Eiweiß, 7 g Fett, 17 g Kohlenhydrate
1,5 g Ballaststoffe, 30 mg Cholesterin

Mandel-Nußtörtchen mit Hirseflöckchen
(Rezept ergibt 20 Törtchen)

4		Eier
400	g	gemahlene Mandeln oder zur Hälfte Nüsse
2-3	Tr.	Bittermandelaroma oder Rosenöl
100	g	Honig
100	g	Zucker
100	g	Hirseflocken (je nach Eigröße)

Schokoglasur:

1	Tafel	Schokolade zartbitter
20	g	Kokosfett

Die Eier mit Honig und Zucker zu fester Schaummasse schlagen, die Mandeln und Gewürze unterheben und soviel Hirseflocken, daß die Masse gut streichfähig wird. Den Teig 1 Stunde ruhen lassen. Mit einem Eßlöffel den Teig gut halbvoll in 20 Papiermanschetten füllen und bei 150 °C etwa 45 Minuten trocknen lassen.

Die Schokolade mit dem Fett im Wasserbad schmelzen und die abgekühlten Törtchen damit überziehen.

Nährwert eines Stückes:
214 kcal bzw. 893 kJ
6 g Eiweiß, 15 g Fett, 15 g Kohlenhydrate
2 g Ballaststoffe, 60 mg Cholesterin

Linzertorte

200	g	Dinkelvollkornmehl
200	g	Urzucker oder Honig
200	g	Nüsse
200	g	Butter oder Margarine
1		Ei
1	TL	Zimt
2	EL	Rum
		Prise Salz
100	g	Himbeermarmelade
2	EL	Kondensmilch

Aus Mehl, Zucker, gehackten Nüssen, Gewürzen Butter und Ei einen Mürbteig kneten, etwa 1 Stunde kaltstellen.
Zwei Drittel des Teiges gut 1 cm dick rund ausrollen, die Springform darauf legen, leicht andrücken und 1 cm über den Rand einen Kreis ausschneiden und in die Form legen. Den Boden mit Marmelade bestreichen. Den Rest Teig ausrollen, Sterne oder Herzen in ganz klein und groß ausstechen, Umrandungsstreifen ausradeln und die Torte damit verzieren. Die Oberfläche mit Kondensmilch gleichmäßig bestreichen.
Die Torte im vorgeheizten Ofen bei 175 - 200 °C ca. 35 - 40 Minuten backen.

Die Torte in 16 Stücke schneiden.

Nährwert eines Stückes:
280 kcal bzw. 1170 kJ
4 g Eiweiß, 18 g Fett, 25 g Kohlenhydrate
3 g Ballaststoffe, 21 mg Cholesterin

TORTEN

Nordische Birnentorte

2		Eiweiß
200	g	Mandeln, gehackt oder gehobelt
80	g	Zucker
500	g	Birnen
		Orangenlikör zum Tränken
200	g	Sahne, 30 % Fett
		Vanille
1	TL	Schokostreusel

Die Eiweiße mit Zucker zu einer Schaummasse schlagen, die Mandeln unterheben und den Teig in eine gefettete Springform streichen.

Bei 200 °C etwa 30 Minuten backen.

Den Boden mit Likör tränken, mit Birnen belegen und mit der geschlagenen Sahne und Schokostreuseln verzieren.

Die Torte wird in 12 Stücke geteilt.

Nährwert eines Stückes:
222 kcal bzw. 927 kJ
4 g Eiweiß, 14 g Fett, 19 g Kohlenhydrate
2,5 g Ballaststoffe, 18 mg Cholesterin

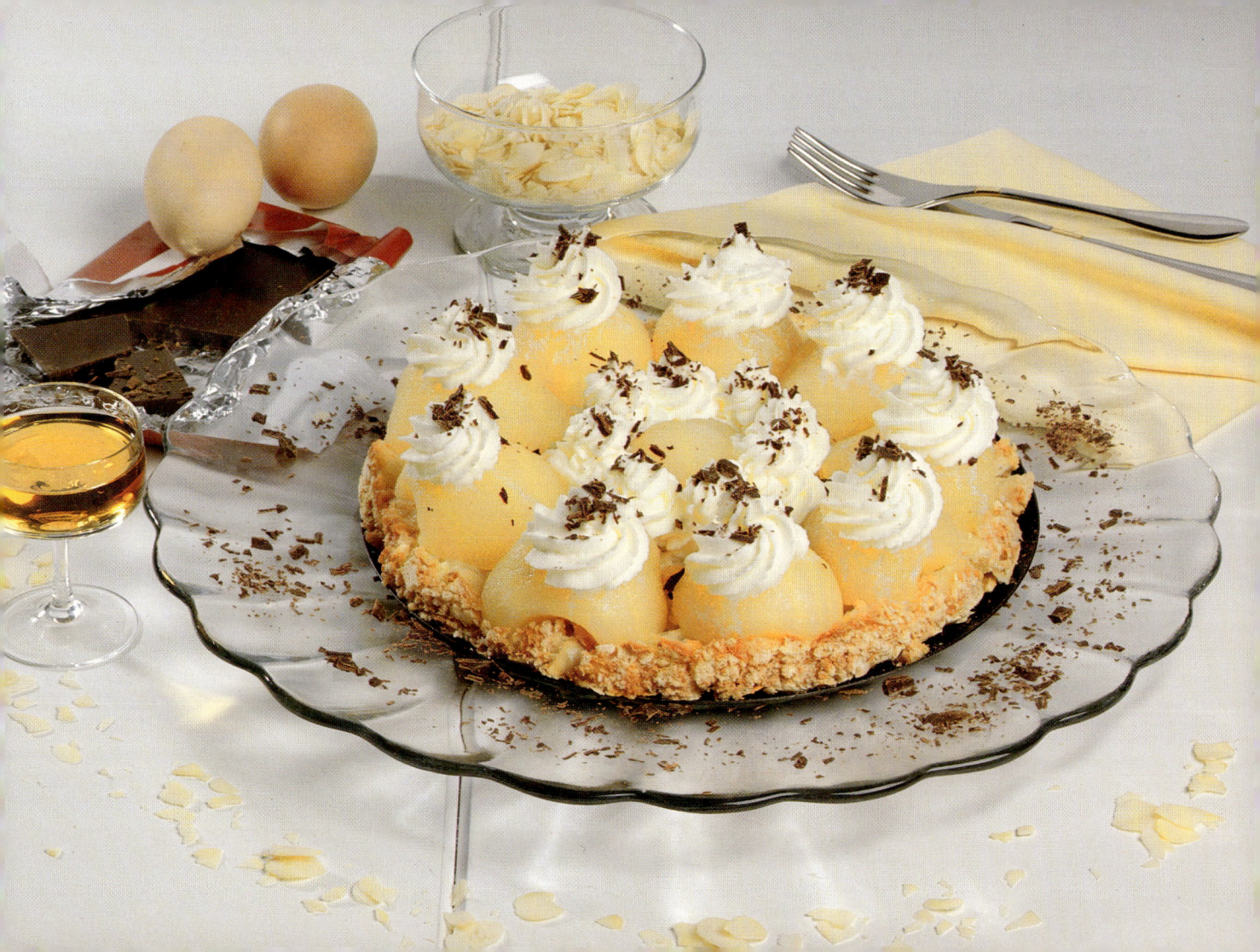

Apfelmustorte

3		Eier
120	g	Zucker
120	g	Dinkel-Vollkornmehl oder Mehl Type 1050
1	TL	Backpulver
80	g	Butter oder Margarine

Füllung:

4-5		große Äpfel
1		Eigelb
2	EL	Honig (40 g) Saft und Schale von 2 Zitronen

Guß:

100	g	Puderzucker und Zitronensaft
50	g	gehobelte Mandeln

Die Eier mit Zucker zu einer Schaummasse schlagen, das Mehl und Backpulver unterheben und das zerlassene Fett einrühren.

Bei 175 °C 3 Böden backen.

Die Äpfel zu Mus kochen, mit Honig und Zitrone abschmecken, das Eigelb unterziehen. Die Böden abwechselnd mit Apfelmus bestrichen übereinanderlegen. Den Tortenrand mit scharfem Messer sorgfältig glatt schneiden und die Torte ringsum dünn mit Glasur überziehen. Die fettlos gerösteten Mandeln darüber streuen.

Die Torte in 12 Stücke teilen.

Nährwert eines Stückes:
249 kcal bzw. 1042 kJ
5 g Eiweiß, 8 g Fett, 36 g Kohlenhydrate
2 g Ballaststoffe, 105 mg Cholesterin

Müslitorte

2		Eier
80	g	Zucker
80	g	Dinkelvollkornmehl
		oder Mehl Type 1050
1	Msp.	Backpulver
400	g	Sahne, 30% Fett
2	P.	Sahnesteif
100	g	Müslimischung
1		Banane zerdrückt
300	g	gemischtes Obst
		(Äpfel, Ananas, Birnen, Beeren)
1-2		Zitronen
30	g	Cornflakes zum Garnieren

Die Eier mit dem Zucker zu einer Schaummasse schlagen.

Das Mehl mit dem Backpulver untermischen und in einer Springform bei 175 - 200 °C 20 - 30 Minuten backen. Das Obst zur Hälfte mit der Banane pürieren, den Rest in Stücke schneiden und mit Zitrone mischen. Die Sahne sehr steif schlagen und mit der Müslimischung und dem Obst vermischen und abschmecken. Die Masse auf den Tortenboden streichen und mit Cornflakes bestreuen.

Die Torte in 12 Stück schneiden.

Nährwert eines Stückes:
170 kcal bzw. 712 kJ
4 g Eiweiß, 7 g Fett, 23 g Kohlenhydrate
2 g Ballaststoffe, 71 mg Cholesterin

TORTEN

Erdbeercremetorte

2		Eier
80	g	Zucker
80	g	Dinkelvollkornmehl
		oder Mehl Type 1050
1	Msp.	Backpulver
500	g	Magerquark
500	g	Buttermilch
750	g	Erdbeeren
120	g	Zucker
2		Zitronen
12	Blatt	Gelatine
1	P.	Tortenguß, rot
1/4	l	Wasser
20	g	Zucker

Die Eier mit Zucker zu einer Schaummasse schlagen, das Mehl und das Backpulver untermischen. Den Bisquit in einer gefetteten Springform bei etwa 175 - 200 °C 25 - 35 Minuten backen.

Den Quark mit der Buttermilch und dem Zucker sehr gut verschlagen und mit Schale und Saft von 2 Zitronen würzen. Die Hälfte der Erdbeeren pürieren und untermischen. Den Tortenboden einmal durchschneiden, mit dem Springformrand und Pergamentpapierstreifen umgeben und die Erdbeermasse einfüllen. Den Tortenboden darüberlegen und mit halbierten Erdebeeren bedecken. Den Tortenguß mit etwas Zucker in kochendes Wasser einrühren und die Erdbeeren damit überziehen.

Die Torte in 12 Stücke teilen.

Nährwert eines Stückes:
181 kcal bzw. 757 kJ
11 g Eiweiß, 2 g Fett, 30 g Kohlenhydrate
3,5 g Ballaststoffe, 52 mg Cholesterin

Rhabarber- (Erdbeer-) Torte

2		Eier
80	g	Zucker
80	g	Dinkelvollkornmehl
		oder Mehl Type 1050
1	Msp.	Backpulver
		Vanille
750	g	Rhabarber
6	Blatt	Gelatine
1	kg	Rhabarber oder
250	g	Erdbeeren
2	EL	Zucker
200	g	Sahne, 30 % Fett
1	EL	Vanillezucker
2	EL	Schokostreusel

Aus den Eiern und dem Zucker eine Schaummasse schlagen, das Mehl, Backpulver und Vanille untermischen und den Bisquit in einer Springform bei 175 - 200 °C 25 - 35 Minuten backen.

Den Rhabarber in Stücke schneiden, tropfnass im Topf zugedeckt 5 Minuten dämpfen und zuckern. Die Gelatine einweichen, ausdrücken und in den heißen Rhabarber einrühren. Die Erdbeerstücke nach Belieben untermischen und den Obstbrei auf den Tortenboden streichen und kühl stellen. Die Sahne sehr steif schlagen, darüber glatt streichen und alles mit Schokostreuseln bestreuen.

Die Torte in 12 Stücke teilen.

Nährwert einer Portion:
146 kcal bzw. 610 kJ
3 g Eiweiß, 7 g Fett, 18 g Kohlenhydrate
3 g Ballaststoffe, 71 mg Cholesterin

Gebackene Rhabarbertorte

175	g	Margarine oder Butter
100	g	Zucker
1		Ei
		Prise Salz
1	Msp.	Backpulver
300	g	Mehl Type 1050
		oder Dinkelvollkornmehl
750	g	Rhabarber
100	g	Zucker
2		Eier
150	g	saure Sahne, 10% Fett
100	g	Haselnüsse, gehackt

Einen Mürbteig kneten, eine halbe Stunde kaltstellen und eine Springform damit auskleiden. Den Boden bei 200 °C 10 Minuten backen. Den Rhabarber auf dem Boden verteilen. Die Eigelbe mit Zucker, saurer Sahne und Nüssen vermischen, den steifgeschlagenen Eischnee unterheben und die Masse auf den Rhabarber streichen.
Bei 200 °C ca. 30 Minuten fertigbacken.

Die Torte in 12 Stücke teilen.

Nährwert eines Stückes:
353 kcal bzw. 1477 kJ
20 g Eiweiß, 18 g Fett, 35 g Kohlenhydrate
5 g Ballaststoffe, 83 mg Cholesterin

Johannisbeertorte

175	g	Margarine oder Butter
100	g	Zucker
1		Ei
1	Msp.	Backpulver
		Prise Salz
300	g	Mehl Type 1050 oder Dinkelvollkorn
5		Eiweiß
200	g	Zucker
100	g	Mandelstifte
3	Tr.	Bittermandelbacköl
50	g	Vollkornmehl
500	g	rote Johannisbeeren

Aus Fett, Zucker, Ei, Salz und Mehl einen Teig kneten und eine halbe Stunde kaltstellen. Eine Springform damit ausschlagen.

Eiweiß steif schlagen, Zucker einrieseln lassen, die Mandeln unterheben und 2/3 der Masse mit Beeren und Vollkornmehl mischen. Die Beerenmasse auf dem Teigboden verteilen, mit Eiweißmasse abdecken und bei 175 °C etwa 60 Minuten backen.

Die Torte in 12 Stücke teilen.

Nährwert eines Stückes:
382 kcal bzw. 1600 kJ
23 g Eiweiß, 16 g Fett, 47 g Kohlenhydrate
5 g Ballaststoffe, 26 mg Cholesterin

Joghurt-Torte

2		Eier
2	EL	Wasser
80	g	Zucker
80	g	Dinkel-Vollkornmehl oder Mehl Type 1050
1	TL	Backpulver
1		Zitrone
1	l	Maracuja-Trinkjoghurt
12		Blatt Gelatine
1/4	l	Schlagsahne, 30% Fett
500	g	Ananas
2		Kiwis
2	EL	Sesamsamen geröstet

Die Eier mit Zucker zu einer Schaummasse schlagen, Mehl und Backpulver unterheben und in einer Springform bei 175 - 200 °C backen.
Die Gelatine einweichen.
Den Tortenboden mit Zitronen- und Ananassaft tränken. Die Ananasstücke auf dem Tortenboden verteilen. Den Joghurt mit aufgelöster Gelatine verrühren, kühlstellen, bis er etwas steif wird, und die geschlagene Sahne unterziehen. Den Tortenboden mit Springformrand umspannen, die Creme hineinfüllen und kühlen. Wenn die Masse fest ist, mit Kiwischeiben und Sesamsamen garnieren.

Die Torte in 12 Stücke teilen.

Nährwert eines Stückes:
240 kcal bzw. 1002 kJ
8 g Eiweiß, 10 g Fett, 30 g Kohlenhydrate
2 g Ballaststoffe, 78 mg Cholesterin

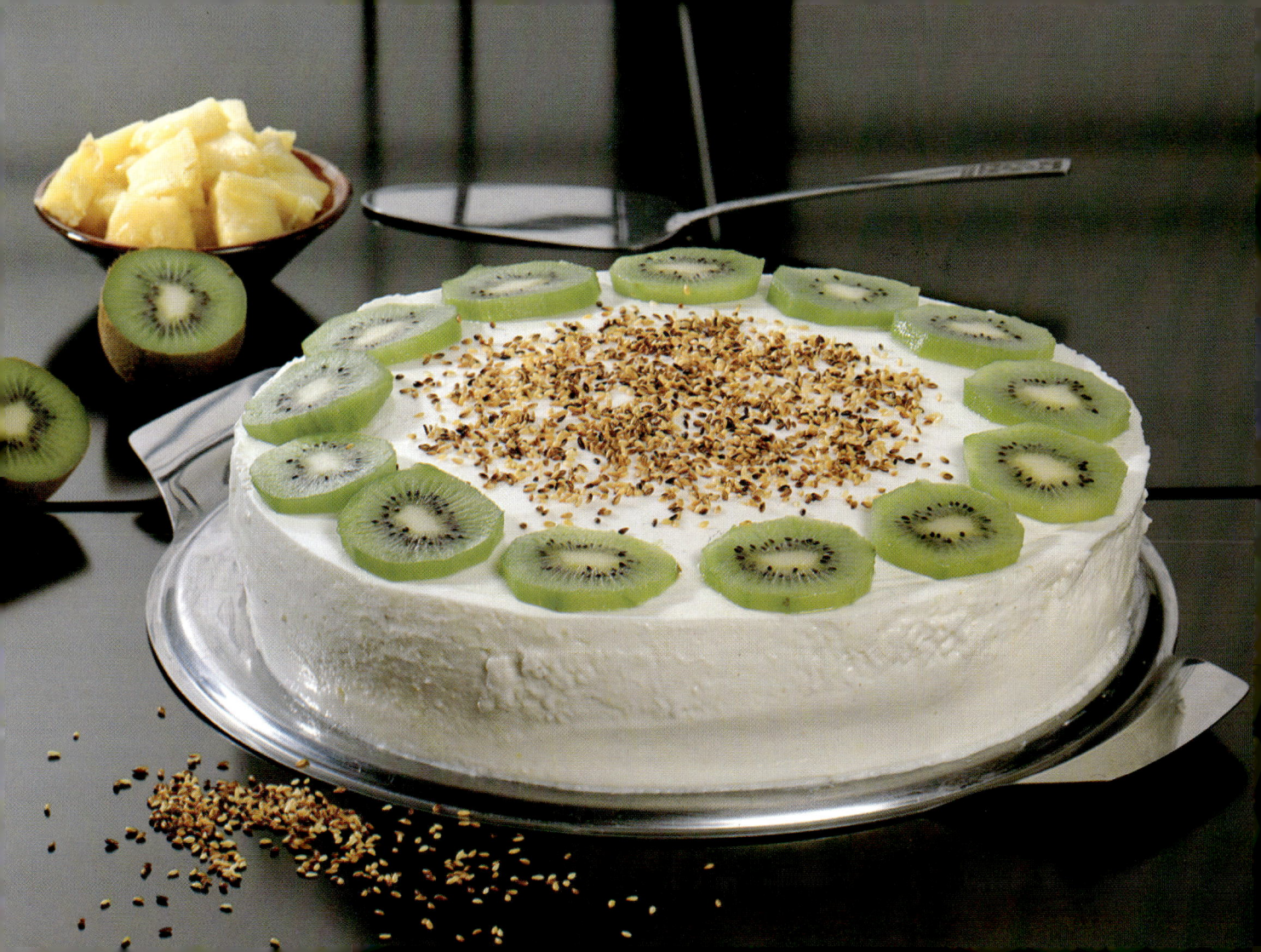

TORTEN

Schwarzwälder Kirschschnitten
(Rezept für 24 Schnitten)

8		Eier
200	g	Urzucker oder Zucker
300	g	Dinkelvollkornmehl
4	EL	Kakao
1		Backpulver
1	kg	Kirschen (evtl. aus dem Glas)
1/2	l	Kirsch- oder Traubensaft
2	EL	Speisestärke
1/2	l	Schlagsahne
2	EL	Vanillezucker
1/8	l	Kirschwasser
2 EL		Schokoraspel

Die ganzen Eier mit dem Zucker zu einer weißen steifen Schaummasse schlagen. Mehl, Kakao und Backpulver locker unterheben. Den Teig in eine viereckige Auflaufform füllen und bei 175 °C etwa 30 - 40 Minuten backen.

Die Kirschen entsteinen. Den Saft aufkochen, mit der kalt angerührten Speisestärke binden und abgekühlt unter die Kirschen mischen.

Den erkalteten Bisquitboden zweimal schneiden. Den Boden mit der Hälfte Kirschmasse bedecken und dünn mit geschlagener, leicht gesüßter Sahne bestreichen. Eine Lage Bisquit darauflegen, mit der Hälfte Kirschwasser gut tränken, mit Rest Kirschmasse bestreichen, das zweite Drittel Sahne dünn darauf verteilen und mit dem letzten Boden abdecken. Die Torte ringsum glatt schneiden, dünn mit Sahne bestreichen und am Rand mit Schokoraspeln verzieren.

Nährwert eines Stückes:
226 kcal bzw. 947 kJ
9 g Eiweiß, 11 g Fett, 25 g Kohlenhydrate
2,5 g Ballaststoffe, 113 mg Cholesterin

Vollkorncroissants

300	g	Vollkornmehl (Dinkel oder Weizen)
200	g	Mehl Type 1050
1	EL	Honig oder Zucker
1	TL	Salz
10	g	Hefe
300	ml	Wasser (evtl. mehr)
150	g	eiskalte Butter oder Margarine

Mehl, Honig, Salz, Hefe und Wasser sehr gut verkneten.

Die eiskalte gefrorene Butter zu einem Rechteck ausrollen, den Teig doppelt groß ausrollen und die Butter darin einschlagen. Den Teig zusammenklappen und etwa 30 Minuten kühlstellen. Den Teig wieder ausrollen, zusammenklappen und weitere 2 Touren geben. Zuletzt aus dem ausgerollten Teig 15 spitze Dreiecke schneiden, zu Croissants aufrollen und auf einem gefetteten Blech etwa 1 Stunde gehen lassen. Das Ganze im vorgeheizten Ofen bei ca. 220 °C etwa 20 Minuten backen.

Nährwert eines Croissants:
186 kcal bzw. 778 kJ
4 g Eiweiß, 9 g Fett, 22 g Kohlenhydrate
3 g Ballaststoffe, 24 mg Cholesterin (mit Butter gebacken)

Frühstückszopf

300	g	Mehl Type 1050
200	g	Dinkelvollkornmehl
10	g	Hefe
40	g	Zucker
		Vanille
300	ml	Milch, 1,5 % Fett
		Prise Salz
50	g	Butter oder Margarine
50	g	Nüsse oder Mandeln
50	g	Rosinen
50	ml	Rum

Die Rosinen über Nacht in Rum ziehen lassen, die Nüsse grob hacken und mit allen Zutaten zu einem geschmeidigen Teig kneten. Den Teig etwa eine Stunde zugedeckt gehen lassen.

Aus dem Teig drei lange Rollen formen und diese locker zu einem Zopf flechten. Den Zopf auf ein gefettetes Backblech legen, nochmal etwa zehn Minuten gehen lassen und im vorgeheizten Ofen bei 175 - 200 °C 25 - 30 Minuten backen.

Den Zopf in 20 Scheiben schneiden.

Nährwert einer Scheibe:
143 kcal bzw. 600 kJ
6 g Eiweiß, 4 g Fett, 21 g Kohlenhydrate
2 g Ballaststoffe, 2 mg Cholesterin

Aprikosentaschen

1		Grundrezept Quark-Ölteig (Seite 97)
300	g	Aprikosen
10	g	Zucker
		Zimt

Zum Bestreichen:

3	EL	Kaffeesahne

Den Quarkölteig 1/2 cm dick ausrollen und zwölf Quadrate ausradeln. Die entsteinten Aprikosen mit Zucker und Zimt bestreuen und in die Mitte der Quadrate setzen. Die spitzen Enden des Teiges in die Mitte über die Aprikosen klappen, die Taschen mit Kaffeesahne bestreichen und bei 200 - 220 °C 20 - 25 Minuten backen.

Nährwert einer Tasche:
177 kcal bzw. 744 kJ
5 g Eiweiß, 6 g Fett, 26 g Kohlenhydrate
4 g Ballaststoffe, 1 mg Cholesterin

Nußhörnchen

1		Grundrezept Quark-Ölteig (Seite 97)
100	g	Haselnüsse, gehackt
50	g	Vollkornbrösel
1	EL	Marmelade
40	g	Zucker
		Zimt
2		Eiweiß
2	EL	Rum

Den Teig etwa 1/2 cm dick ausrollen und 12 Quadrate ausschneiden. Für die Füllung alle Zutaten miteinander verrühren und auf jedes Rechteck ein Häufchen Nußfülle setzen. Die Teigstücke schräg zu Hörnchen aufrollen, auf ein gefettetes Blech setzen und bei 180 - 200 °C etwa 20 - 30 Minuten backen.

Nährwert eines Hörnchens:
249 kcal bzw. 1044 kJ
3 g Eiweiß, 11 g Fett, 30 g Kohlenhydrate
4 g Ballaststoffe, kein Cholesterin

Vollkornblätterteig

500	g	Vollkornmehl
20	g	Salz
1/4	l	Wasser
350	g	Butter oder Margarine

Das kalte Fett zu kleinen Würfeln schneiden und mit den anderen Zutaten ganz kurz zu einem Teig kneten, anschließend eine einfache und eine doppelte Tour geben und den Teig eine halbe Stunde kaltstellen. Den Teig noch zweimal tourieren, ausrollen und beliebig schneiden oder ausstechen.

Nährwert des Rezeptes.
2085 kcal bzw. 8724 kJ
30 g Eiweiß, 20 g Fett, 149 g Kohlenhydrate
32 g Ballaststoffe, 8 mg Cholesterin

KLEINGEBÄCK

Gebackene Trockenfrüchte

1		Rezept Blätterteig (Seite 159)
16		Pflaumen oder Aprikosen
		Wasser
2	EL	Kondensmilch

Die Trockenfrüchte über Nacht einweichen. Den Blätterteig ausrollen, in 16 Rechtecke schneiden, auf jedes ein Stück Obst setzen und die Teigstücke darüber zusammenklappen. Die Ränder mit einer Gabel festdrücken. Die Oberfläche dreimal längs einschneiden, mit Kondensmilch bestreichen und die Taschen im vorgeheizten Ofen bei ca. 200 °C etwa 20 Minuten backen.

Nährwert eines Stückes:
146 kcal bzw. 612 kJ
2 g Eiweiß, 1 g Fett, 13 g Kohlenhydrate
2,5 g Ballaststoffe, 1 mg Cholesterin

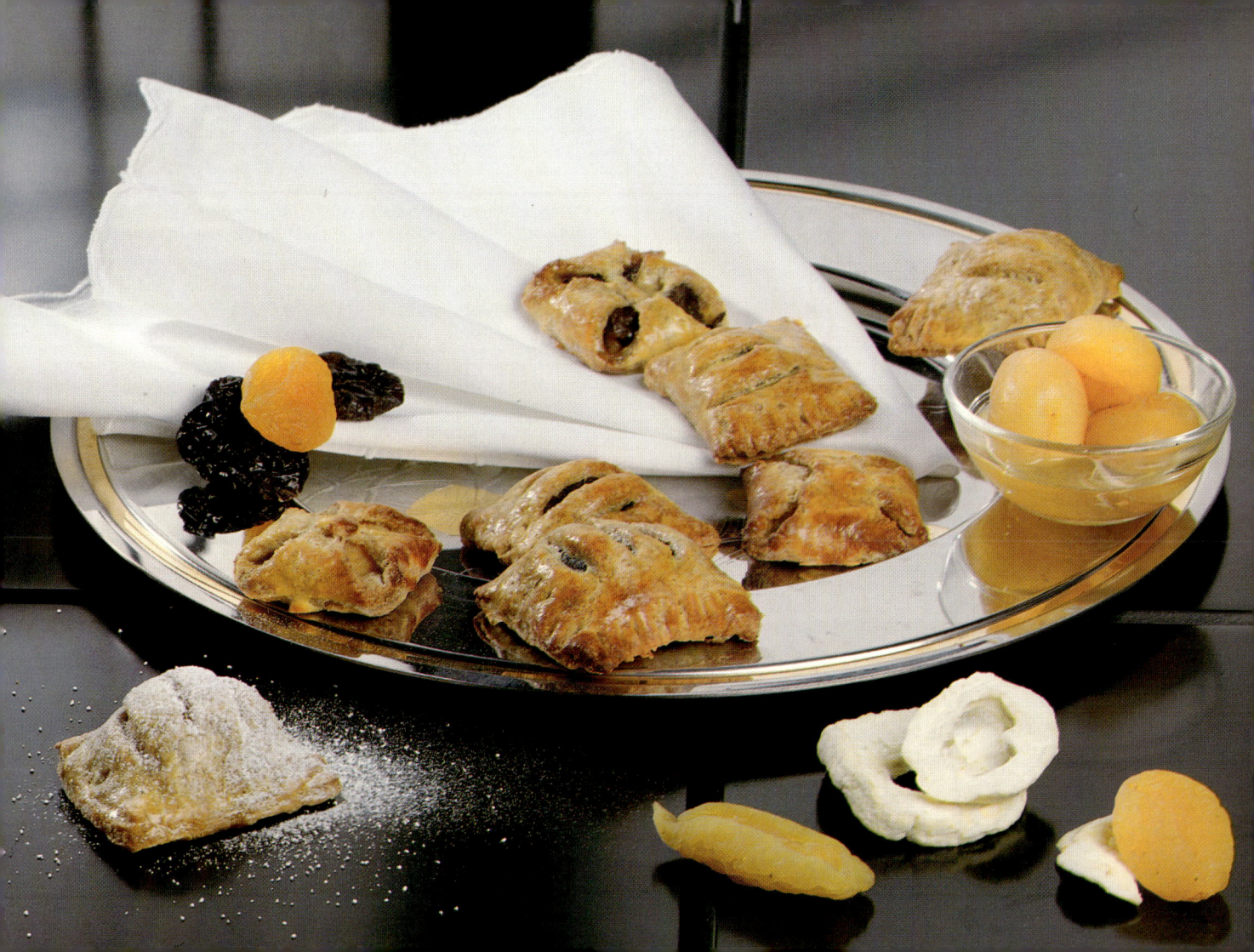

KLEINGEBÄCK

Honig-Waffeln

120	g	Butter oder Margarine
100	g	Honig
4		Eier
1		Zitrone
150	g	Dinkelvollkornmehl
200	ml	Milch, 1,5% Fett
		Prise Salz

Das Fett und den Honig schaumig schlagen, die Eigelbe zufügen, Mehl, Saft und Schale einer Zitrone zufügen, Milch einrühren und zuletzt den steifgeschlagenen Eischnee unterziehen.
Acht Waffeln ausbacken.

Nährwert einer Waffel:
265 kcal bzw. 1109 kJ
7 g Eiweiß, 15 g Fett, 14 g Kohlenhydrate
2 g Ballaststoffe, 159 mg Cholesterin

Süße Gerstensemmeln (ca. 10 Stück)

125	g	Gerstenschrot, fein
1	TL	Backpuklver
		Prise Salz
1		Vanillezucker
2	EL	Honig
100	ml	Milch
1	EL	Pflanzenöl

Alle Zutaten miteinander vermischen, mit einem Löffel Häufchen auf ein gefettetes Backblech setzen. Bei 200 °C 20 Minuten backen.
Die Semmeln schmecken warm oder kalt am besten mit Butter und Honig oder Marmelade bestrichen.

Nährwert eines Stückes:
92 kcal bzw. 386 kJ
2 g Eiweiß, 2 g Fett, 17 g Kohlenhydrate
1,5 g Ballaststoffe, 1 mg Cholesterin

Müsliecken

300	g	Trockenfrüchte
100	g	Nüsse oder Mandeln
100	g	Sonnenblumenkerne
		Zimt
100	g	Haferflocken, grob
200	g	Mehl 1050 oder Dinkelmehl
200	g	Vollkornmehl (Weizen oder Dinkel)
200	g	Butter oder Margarine
100	g	Honig
		Vanille
2		Eier

Zum Bestreichen:

50	g	Schokolade
20	g	pflanzliches Hartfett

Die Trockenfrüchte kleinschneiden. Die gehackten Nüsse, Sonnenblumenkerne und Haferflocken in der Pfanne ohne Fett rösten. Die Butter mit dem Honig schaumig rühren, Eier zugeben, Trockenfrüchte, Mehl und Flocken untermischen, die Masse auf ein gefettetes Blech streichen und im vorgeheizten Ofen bei 200 - 220 °C etwa 30 Minuten backen. Das Gebäck noch heiß in kleine Dreiecke schneiden.

Die Schokolade mit dem Fett im Wasserbad schmelzen und die erkalteten Ecken der Riegel in die Schokolade tauchen.

Rezept ergibt 48 Stück.

Nährwert eines Stückes:
133 kcal bzw. 561 kJ
3 g Eiweiß, 7 g Fett, 13 g Kohlenhydrate
2 g Ballaststoffe, 13 mg Cholesterin

Knusper-Riegel

100	g	Haferflocken
25	g	Sonnenblumenkerne
25	g	Sesamsamen
25	g	Kokosflocken oder Mandelblättchen
20	g	Öl
100	g	Honig

Alle Zutaten miteinander vermischen und auf einem mit Backpapier ausgelegten Blech andrücken und glattstreichen.

Im Backofen bei 150 - 160 °C etwa 20 - 30 Minuten goldgelb backen. Die Masse noch heiß in 30 Stücke schneiden und erkalten lassen.

Die Riegel können in der Dose wochenlang aufbewahrt werden.

Nährwert eines Riegels:
42 kcal bzw. 177 kJ
1 g Eiweiß, 2 g Fett, 5 g Kohlenhydrate
1 g Ballaststoffe,
kein Cholesterin.

Partykrapfen

1/4	l	Wasser
20	g	Margarine oder Butter
150	g	Vollkornmehl
		(oder zur Hälfte Mehl Type 1050)
4		Eier
1	TL	Backpulver

Zum Ausbacken:

500	g	Pflanzenfett, ungehärtet

Zum Bestäuben:

50	g	Puderzucker

Das Wasser mit Fett aufkochen, das Mehl einrühren und zu einem Kloß abbrennen. Die Masse etwas abkühlen lassen und die Eier untermischen. Zuletzt das Backpulver zufügen. Das Fett erhitzen, mit nassem Teelöffel kleine Bällchen abstechen und im Fett schwimmend ausbacken. Die abgetropften Krapfen mit Puderzucker bestäuben.

Das Rezept ergibt 40 Krapfen.

Nährwert eines Stückes:
46 kcal bzw. 192 kJ
1 g Eiweiß, 4 g Fett, 2 g Kohlenhydrate
0,5 g Ballaststoffe, 31 mg Cholesterin

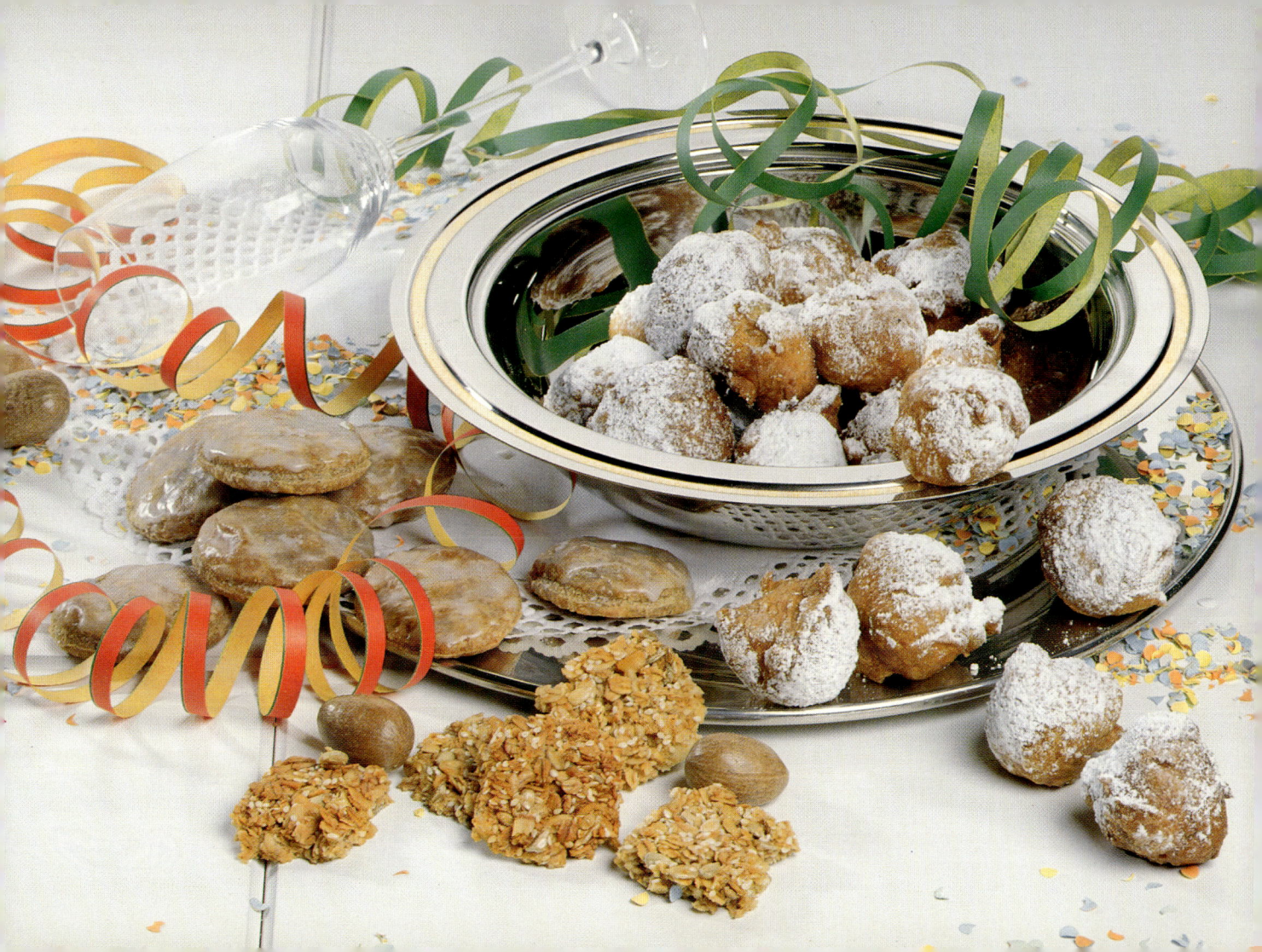

Quark-Blätterteigkekse

125	g	Vollkornmehl
125	g	Magerquark
125	g	Margarine oder Butter
2	TL	Backpulver
		Prise Salz

Für den Guß:

50	g	Puderzucker
1-2	EL	Wasser

Alle Zutaten verkneten und mehrere Stunden kaltstellen. Den Teig zu einem Rechteck rollen, beidseitig bis zur Mitte übereinanderschlagen und nochmal 1/2 cm dick ausrollen.

Kekse ausstechen und im vorgeheizten Ofen bei 200 - 220 °C 10 - 15 Minuten backen.

Noch heiß mit Guß aus Puderzucker und Wasser bestreichen.

Die Kekse schmecken am besten frisch.

Das Rezept ergibt ca. 40 Kekse.

Nährwert eines Stückes:
39 kcal bzw. 165 kJ
1 g Eiweiß, 3 g Fett, 3 g Kohlenhydrate
0,5 g Ballaststoffe
kein Cholesterin

Amerikaner

160	g	Vollkornmehl (Dinkel oder Weizen)
1	P.	Vanillepudding
1/2		Päckchen Backpulver
70	g	Butter
50	g	Zucker
		Vanille
4	EL	Milch, 1,5% Fett
1		Ei

Zum Verzieren:

60	g	Schokolade
10	g	Pflanzenfett

Alle Zutaten miteinander verkneten, mit Eisportioner 12 Kugeln auf ein Blech setzen, bei 180 °C ca. 30 Minuten backen. Die Schokolade mit Fett in einer feuerfesten Suppentasse in den noch heißen Ofen stellen, bis sie geschmolzen ist. Mit der Schokolade nun Augen und Mund aufmalen.

Ergibt 12 Stücke.

Nährwert eines Stückes:
156 kcal bzw. 653 kJ
3 g Eiweiß, 9 g Fett, 18 g Kohlenhydrate
1,5 g Ballaststoffe, 26 mg Cholesterin

Hefenußgebäck oder gefüllter Nußzopf

300	g	Vollkornmehl
200	g	Mehl Type 1050
50	g	Zucker
		Vanille
20	g	Hefe
300	ml	Milch, 1,5 % Fett
40	g	Butter oder Margarine

Füllung:

150	g	geröstete, gemahlene Nüsse
60	g	Vollkornbrösel
100	g	Marmelade
50	g	Zucker
1	TL	Zimt
1	EL	Rum
3		Eiweiß
		etwas Wasser

Zum Bestreichen:

30	g	Butter

Die Hefe in das Mehl bröseln, Milch, Zucker, Fett und Prise Salz zufügen und alles mit der Maschine sehr gut verkneten. Den Teig zugedeckt ca. 45 Min. ruhen lassen. Für die Füllung alle Zutaten miteinander verrühren, evtl. etwas Wasser zufügen und abschmecken. Den Teig zu einem großen Rechteck ausrollen, mit Füllung bestreichen, dreimal längs durchschneiden, zu drei Rollen aufrollen und einen Zopf flechten oder beliebige Dreiecke ausschneiden und Schnecken rollen.
Das Gebäck auf gefettete Backbleche legen und mit der zerlassenen Butter bestreichen. Das Ganze bei 175 - 200 °C etwa 20 - 25 Minuten backen.

Ergibt 16 Stücke.

Nährwert eines Stückes:
240 kcal bzw. 1005 kJ
7 g Eiweiß, 8 g Fett, 35 g Kohlenhydrate
7 g Ballaststoffe, 5 mg Cholesterin

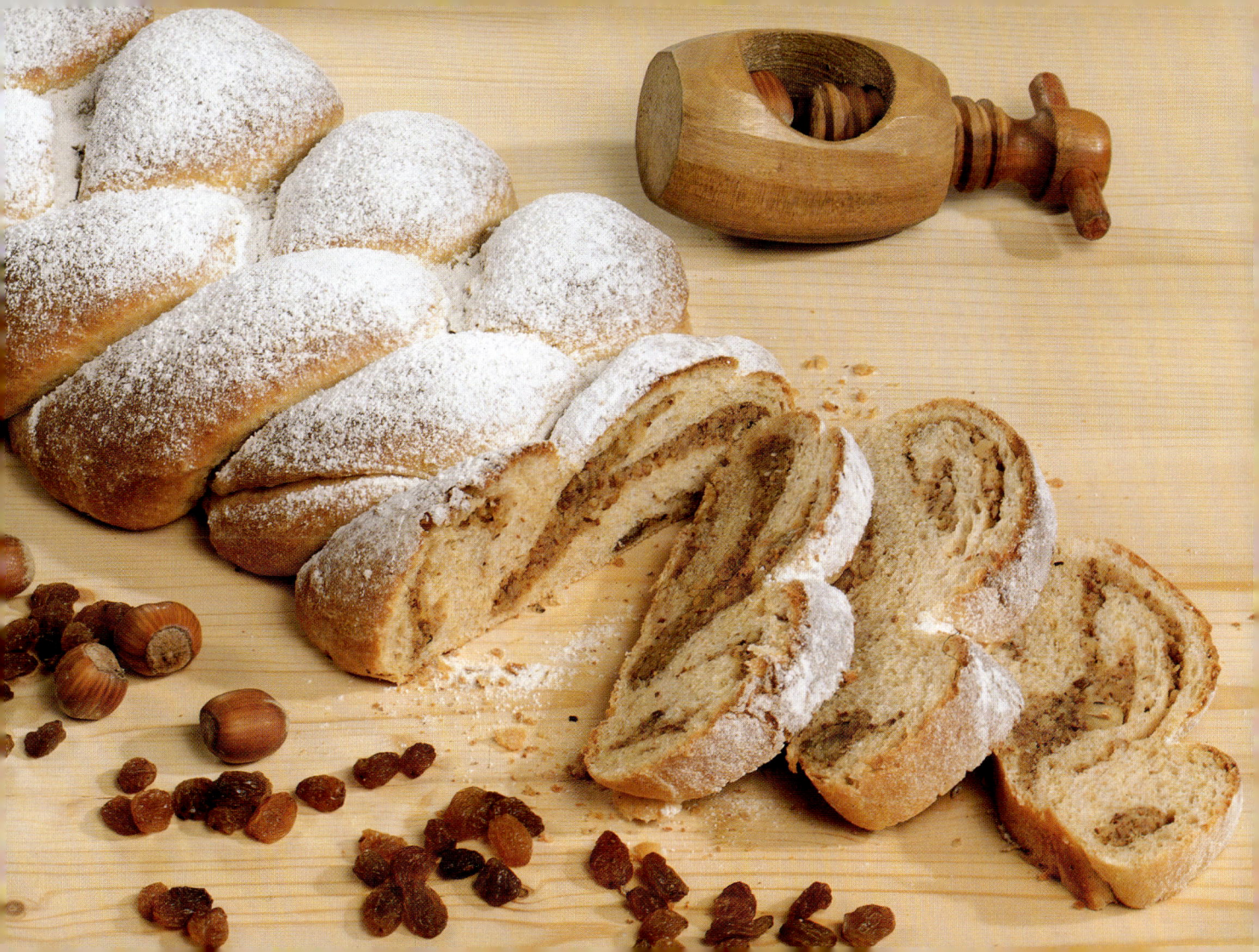

KLEINGEBÄCK

Hefenudeln

400	g	Vollkornmehl
100	g	Mehl Type 1050
20	g	Hefe
80	g	Zucker
		Prise Salz
1/4	l	Milch, 1,5% F.
ca. 100 ml		Wasser

Zum Ausbacken:

500	g	Pflanzenfett, ungehärtet

Zum Bestäuben:

50	g	Puderzucker

Die Hefe mit allen restlichen Zutaten verkneten. Den Teig eine halbe Stunde ruhen lassen, nochmals durchkneten, ein Rechteck ausrollen und in kleine Rauten schneiden, in der Mitte einschlitzen und zu Schleifchen formen. Die Nudeln zugedeckt 30 - 45 Minuten gehen lassen, dann ins heiße Fett geben und rasch beidseitig ausbacken. Mit Puderzucker bestäuben und servieren.

Das Rezept ergibt ca. 40 Stück.

Nährwert eines Stückes:
61 kcal bzw. 255 kJ
2 g Eiweiß, 2 g Fett, 10 g Kohlenhydrate
1,4 g Ballaststoffe, kein Cholesterin

Der Tip:
Durch Zugabe von 150 g Magerquark können Sie das Rezept zu "Quarkkeulchen" abwandeln.
Die weiteren Zutaten und die Verarbeitung bleiben gleich.

Marzipan Grundrezept

200	g	Mandeln
100	g	Puderzucker
2-3	Tr.	Bittermandelbacköl
1	EL	Eiweiß

Die geschälten, geriebenen Mandeln mit den restlichen Zutaten vermischen, formen oder ausrollen, evtl. trocknen lassen.

Nährwert des Rezeptes:
1614 kcal bzw. 6752 kJ
42 g Eiweiß, 108 g Fett, 119 g Kohlenhydrate
20 g Ballaststoffe,
kein Cholesterin

PRALINEN

Kartoffelmarzipan

125	g	Mandeln
100	g	Puderzucker
2-3	Tr.	Bittermandelbacköl oder Vanillezucker
100	g	Kartoffeln, gekocht

Die geschälten und geriebenen Mandeln mit Puderzucker, dem Gewürz und den geriebenen Kartoffeln vermischen.

Die Masse kann als Einlage für Torten und Kleingebäck verwendet werden, oder um Marzipankartoffeln u.ä. daraus zu formen.

Nährwert des Rezeptes:
1219 kcal bzw 5153 kJ
26 g Eiweiß, 68 g Fett, 128 g Kohlenhydrate
18 g Ballaststoffe,
kein Cholesterin

Honigmarzipan

200	g	Mandeln
3	EL	Honig
3	EL	Kirschwasser
15		bittere Mandeln oder
3	Tr.	Bittermandelbacköl

Die geschälten, geriebenen Mandeln mit den restlichen Zutaten verkneten und zu Kugeln oder anderen Formen verarbeiten.

Nährwert des Rezeptes:
1467 kcal bzw. 6137 kJ
38 g Eiweiß, 120 g Fett, 68 g Kohlenhydrate
20 g Ballaststoffe,
kein Cholesterin

Aprikosenkugeln

200	g	getrocknete Aprikosen
2	cl	Aprikosenlikör
1		Rezept Marzipan (Honigmarzipan)
2	EL	Orangen- oder Aprikosenmarmelade
100	g	gehackte Mandeln

Die Aprikosen durch einen Fleischwolf drehen oder mixen und in dem Likör ziehen lassen. Marzipan und Marmelade unter die Aprikosen kneten. Aus dem Teig Kugeln formen und in Mandeln wälzen. Die Kugeln ca. 24 Std. trocknen lassen.

Das Rezept ergibt ca. 40 Stück.

Nährwert eines Stückes:
67 kcal bzw. 279 kJ
1,7 g Eiweiß, 4,5 g Fett, 3,5 g Kohlenhydrate
1,1 g Ballaststoffe,
kein Cholesterin

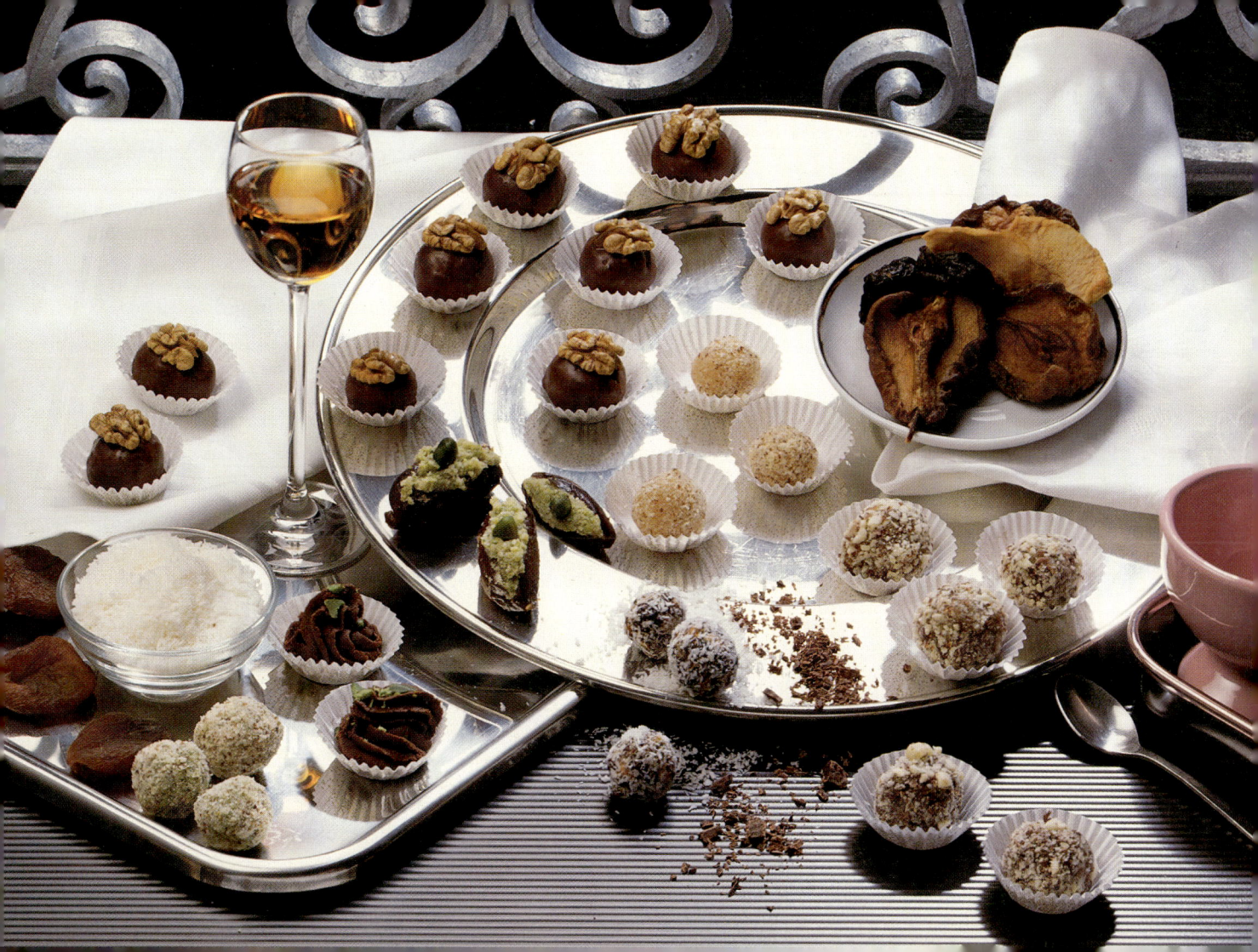

PRALINEN

Walnußpralinen

1		Rezept Marzipan (Honigmarzipan)
2	EL	Kirschwasser
50	g	Zartbitter-Schokolade
100	g	Vollmilch-Schokolade
20	g	hartes Fett
100	g	Walnußkerne

Marzipan und Kirschwasser verkneten und zu Kugeln formen. Die Schokolade mit dem Fett im Wasserbad schmelzen, gut verrühren und die Marzipankugeln mit Hilfe eines Zahnstochers durch die Schokolade ziehen, auf ein Gitter zum Abtropfen legen.

Auf jede Kugel eine Walnußhälfte drücken und über Nacht fest werden lassen.

Das Rezept ergibt ca. 30 Stück.

Nährwert einer Praline:
105 kcal bzw. 438 kJ
2 g Eiweiß, 8 g Fett, 5,4 g Kohlenhydrate
0,8 g Ballaststoffe,
kein Cholesterin

Dattelschiffchen
(30 Stück)

1		Rezept Marzipan (Kartoffelmarzipan)
50	g	gehackte Pistazien
1	EL	Rum
30		Datteln

Zum Bestreuen:

    Schokoglasur
    gehackte Pistazien

Das Marzipan mit Rum und den Pistazien verkneten und in die entsteinten Datteln füllen.
Nach Belieben die Datteln in Glasur tauchen und mit Pistazien bestreuen.

Das Rezept ergibt 30 Stück.

Nährwert eines Schiffes:
75 kcal bzw. 315 kJ
1,4 g Eiweiß, 3,3 g Fett, 10 g Kohlenhydrate
1,3 g Ballaststoffe,
kein Cholesterin

PRALINEN

Weinbrandtrüffel

100	g	Vollmilchschokolade
50	g	Zartbitterschokolade
125	g	Butter
125	g	Puderzucker
2	cl	Weinbrand
3	EL	Kakao
20	g	gehackte Pistazien

Die Schokolade im Wasserbad auflösen. Butter mit Zucker schaumig schlagen, die Schokolade und Weinbrand unterrühren und alles kalt stellen. Die Masse in einen Spritzbeutel füllen und kleine Häufchen in Pralinenmanschetten spritzen. Die Pistazien darüber streuen und über Nacht im Kühlschrank fest werden lassen.

Das Rezept ergibt 30 Stück.

Nährwert eines Trüffels:
81 kcal bzw. 338 kJ
1 g Eiweiß, 5,3 g Fett, 7 g Kohlenhydrate
0,1 mg Cholesterin,
keine Ballaststoffe

Trockenfrüchte-Pralinen

300	*g*	*Trockenobst*
		abgeriebene Schale von 1 Zitrone,
		Zitronensaft oder Orangensaft
		Orangenlikör
1	*TL*	*Zimt oder Vanille*
50	*g*	*geriebene Haselnüsse oder Mandeln*

Zum Wälzen:

50	*g*	*Kokosraspeln*

Die Trockenfrüchte pürieren oder sehr fein hacken und mit den restlichen Zutaten verrühren. Den Teig 30 Minuten ruhen lassen.
Kugeln oder längliche Pralinen daraus formen und in Kokosraspeln wälzen.

Das Rezept ergibt 30 Stück.

Nährwert einer Praline:
47 kcal bzw. 195 kJ
0,6 g Eiweiß, 2,2 g Fett, 6 g Kohlenhydrate
1,5 g Ballaststoffe,
kein Cholesterin

PRALINEN

Nougatkonfekt

100	g	Haselnüsse, gerieben
1	EL	Haselnußpaste
1	TL	Instant-kaffee
11	TL	Wasser
1	EL	geriebene Schokolade
50	g	Honig

Den Kaffee in dem heißen Wasser lösen und mit allen Zutaten verkneten. Aus dem Teig Kugeln formen und in gehackten Haselnüssen wälzen.

Das Rezept ergibt 20 Stück.

Nährwert einer Kugel:
46 kcal bzw. 195 kJ
0,8 g Eiweiß, 3,5 g Fett, 3,5 g Kohlenhydrate
0,1 g Ballaststoffe,
kein Cholesterin

Fruchtbällchen

150	*g*	*Weizen- oder Dinkelschrot*
50	*g*	*geriebene Mandeln*
50	*g*	*Sonnenblumenkerne*
50	*g*	*Korinthen*
50	*g*	*Aprikosen*
50	*g*	*Kokosflocken*
		Saft einer Orange oder
4	*EL*	*Sanddornsaft*

Alle Zutaten verkneten, Bällchen formen und in Kokosflocken wälzen.

Die Bällchen 24 Stunden trocknen lassen.

Das Rezept ergibt 20 Stück.

Nährwert eines Bällchens:
84 kcal bzw. 352 kJ
2,5 g Eiweiß, 3,8 g Fett, 8,9 g Kohlenhydrate
2,1 g Ballaststoffe,
kein Cholesterin

Kokos-Haferkugeln (80 Kugeln)

120	g	Butter
125	g	Honig
2		Eier
200	g	Kokosraspel
100	g	Dinkelvollkornmehl
100	g	Hafer, geschrotet oder feine Flocken
1	TL	Zimt
1		Zitrone

Butter, Honig und Eier mit einer Gabel verschlagen und würzen. Die Getreide und Kokosflocken unterarbeiten, Kugeln formen, auf ein Blech setzen und bei etwa 180 °C 25 - 30 Minuten backen.

Nährwert eines Stückes:
38 kcal bzw. 160 kJ
0,5 g Eiweiß, 2 g fett, 4,5 g Kohlenhydrate
0,3 g Ballaststoffe, 10 mg Cholesterin

Vanillekipferl (70 Stück)

150	g	Margarine oder Butter
50	g	Zucker
2	P.	Vanillezucker
		Schale von 1/4 Zitrone
75	g	gemahlene Nüsse
200	g	Weizenvollkornmehl
		Puderzucker

Das Fett mit Zucker und Vanillezucker sehr schaumig rühren, die restlichen Zutaten unterkneten, den Teig 1 Std. kühlstellen und dann kleine Kipferl formen. Diese auf ein Backblech setzen und im vorgeheizten Ofen bei 175 °C etwa 15 Minuten backen. Die Kipferl noch heiß in Puderzucker wenden und in Dosen kühl aufbewahren.

Nährwert eines Kipferls:
35 kcal bzw. 147 kJ
0,6 g Eiweiß, 0,7 g fett, 2,8 g Kohlenhydrate
0,1 mg Cholesterin, 0,4 g Ballaststoffe

WEIHNACHTSGEBÄCK

Haselnußhalbmonde (70 Stück)

200	g	Butter oder Margarine
100	g	Zucker
1	P.	Vanillezucker
250	g	Dinkelvollkornmehl
1		Ei
170	g	Nüsse, gerieben

Zum Besieben:

30	g	Puderzucker

Alle Zutaten miteinander rasch verkneten und den Teig etwa 1 Std. kühlstellen. Eine 3/4 cm dicke Teigplatte ausrollen und Halbmonde ausstechen. Die Monde auf ein gefettetes Blech legen und bei 160 - 180 °C etwa 15 - 20 Minuten backen. Nach dem Backen mit Puderzucker besieben.

Nährwert eines Stückes:
57 kcal bzw. 230 kJ
0,8 g Eiweiß, 6,5 g Fett, 4,5 g Kohlenhydrate
4 mg Cholesterin, 0,5 g Ballaststoffe

Mandeltütchen (70 Stück)

250	g	*Vollkornmehl (Dinkel)*
1	TL	*Backpulver*
75	g	*Zucker*
1	P.	*Vanillezucker*
1		*Ei*
125	g	*Butter oder Margarine*
70		*ganze Mandeln*
50	g	*Zartbitterschokolade*
10	g	*Hartfett*

Zum Ausrollen:

Mehl Type 1050

Das Mehl mit Backpulver, Zucker, Ei und Butter oder Margarine rasch miteinander verkneten und den Teig 1 Std. kühlstellen. Den Teig auf dem Mehl ausrollen und Kreise ausstechen. Die Kreise bis zur Hälfte von links und rechts her übereinanderklappen und in die Vertiefung der Tüte eine Mandel setzen.
Die Tütchen so auf ein Backblech legen und bei 175 - 200 °C etwa 10 - 12 Minuten backen. Die Schokolade mit dem Fett im Wasserbad schmelzen und die fertigen Tütchen mit dem Fußende kurz darin tauchen.

Nährwert eines Tütchens:
43 kcal bzw. 181 kJ
0,8 g Eiweiß, 2,7 g Fett, 3,8 g Kohlenhydrate
5 mg Cholesterin, 0,5 g Ballaststoffe

WEIHNACHTSGEBÄCK

Mürbteigkekse (80 Stück)

250	g	Vollkornmehl (Dinkel)
1	TL	Backpulver
75	g	Zucker
10	g	Vanillezucker
1		Ei
125	g	Butter oder Margarine

Zum Bestreichen:

30	ml	Kondensmilch, 12 % Fett

Zum Bestreuen:

40	g	gehackte Mandeln

Alle Zutaten zu einem glatten Teig verkneten und etwa 1 Stunde kühlstellen. Den Teig etwa 1/2 cm dick ausrollen und beliebige Plätzchen ausstechen. Diese mit Kondensmilch bestreichen, mit Mandeln bestreuen und auf ein gefettetes Blech legen.
Die Kekse bei 175 - 200 °C etwa 8 - 12 Minuten backen.

Nährwert eines Stückes:
30 kcal bzw. 124 kJ
0,6 g Eiweiß, 1,7 g Fett, 3 g Kohlenhydrate
4 mg Cholesterin, 0,3 g Ballaststoffe

Feines Buttergebäck
(90 Stück – Eigelbverwertung)

160	g	Butter oder Margarine
120	g	Honig
3		Eigelbe
1	EL	Zitronensaft
		Prise Salz
250	g	Vollkornmehl (Dinkel oder Weizen)

Zum Bestreichen:

1		Eiweiß

Das Fett mit dem Honig und den Eigelben schaumig rühren. Zitronensaft, Salz und Mehl unterrühren und den Teig zugedeckt 1 Stunde kühlstellen. Das Backblech mit Papier auslegen und den Ofen auf 200 °C vorheizen. Den Teig ausrollen, Formen ausstechen, auf das Backblech legen und mit verquirltem Eiweiß bestreichen. Die Plätzchen auf mittlerer Schiene im Ofen 10 - 12 Minuten goldgelb backen.

Nährwert eines Stückes:
29 kcal bzw. 120 kJ
0,6 g Eiweiß, 2 g Fett, 3 g Kohlenhydrate
10 mg Cholesterin, 0,5 g Ballaststoffe

WEIHNACHTSGEBÄCK

Spitzbuben (60 Stück)

250	g	Vollkornmehl (Dinkel oder Weizen)
1	TL	Backpulver
75	g	Zucker
10	g	Vanillezucker
1		Ei
125	g	Butter oder Margarine
50	g	Konfitüre oder Gelee
2	EL	Rum
		Puderzucker

Aus Mehl, Backpulver, Zucker, Fett und Ei rasch einen glatten Teig kneten und kühlstellen. Den Teig nun dünn ausrollen, runde Plätzchen ausstechen und von diesen zur Hälfte in der Mitte ein Loch ausstechen.

Die Plätzchen bei 200 °C etwa 10 - 12 Minuten backen. Die Marmelade mit Rum verfeinern, die erkalteten Plätzchen damit bestreichen, zusammenklappen und mit Puderzucker besieben.

Nährwert eines Plätzchens:
38 kcal bzw. 159 kJ
0,6 g Eiweiß, 2 g Fett, 4,4 g Kohlenhydrate
5 mg Cholesterin, 0,5 g Ballaststoffe

Spritzgebäck (80 Stück)

250	g	Butter oder Margarine
150	g	Zucker
3		Eier oder 5 Eigelb
		Vanille
		Zitronenschale
125	g	Mandeln, gehackt
375	g	Vollkornmehl (Dinkel oder Weizen)

Zum Verzieren:

50	g	Schokolade, zartbitter
10	g	Hartfett, ungehärtet

Das Fett mit dem Zucker sehr schaumig schlagen, nach und nach die Eier und Gewürze zufügen, zuletzt Mandeln und Mehl untermischen und den Teig 1 - 2 Stunden kühlstellen. Mit einer Spritztülle auf ein gefettetes Blech "0"s oder "S"s spritzen und bei 175 - 200 °C 10 - 15 Minuten backen.

Nach dem Erkalten die Plätzchen mit einem Eckchen Schokoglasur verzieren.

Nährwert eines Stückes:
41 kcal bzw. 171 kJ
0,8 g Eiweiß, 2,7 g Fett, 3,4 g Kohlenhydrate
8 mg Cholesterin, 0,5 g Ballaststoffe

Zitronenschnitten (60 Stück)

250	g	Vollkornmehl
1	TL	Backpulver
75	g	Zucker
10	g	Vanillezucker
1		Ei
125	g	Margarine oder Butter

Füllung:

125	g	gemahlene Mandeln
80	g	Zucker
		Saft und Schale von 1-2 Zitronen oder Orangen

Guß:

2	EL	Puderzucker
1	EL	Zitronen- oder Orangensaft

Aus Mehl, Zucker und Ei einen glatten Teig kneten, in zwei Teile teilen, dünn zu einem Rechteck ausrollen und ein Teil auf ein gefettetes Backblech legen. Die Mandeln mit Zucker mischen und mit soviel Saft vermischen, daß eine streichfähige Masse entsteht. Die Füllung abschmecken und auf den Teigboden streichen. Die zweite Teigplatte darüber legen, an den Rändern andrücken und mit der Gabel mehrmals einstechen.

Das Gebäck bei 175 - 200 °C ca. 20 - 25 Minuten backen und mit Guß bestreichen. Beliebig große oder kleine Schnitten daraus schneiden.

Nährwert eines Stückes:
52 kcal bzw. 218 kJ
0,8 g Eiweiß, 4 g Fett, 5,4 g Kohlenhydrate
6 mg Cholesterin, 0,9 g Ballaststoffe

Zitronenherzen
(Eigelbverwertung)

3		Eigelb
80	g	Zucker
		Vanille
1	TL	Backpulver
		Saft von einer Zitrone
150	g	geriebene Nüsse
50	g	Hirseflocken
		Vollkornmehl zum Ausrollen

Guß:

| 100 | g | Puderzucker |
| | | etwas Zitronensaft |

Die Eigelbe mit Zucker sehr schaumig rühren, Vanille, Zitronensaft, Nüsse und Hirseflocken mit Backpulver untermischen. Den Teig 1/2 cm dick ausrollen und Herzen ausstechen. Die Plätzchen auf ein mit Pergamentpapier bedecktes Backblech legen und bei ca. 200 °C 10 - 15 Minuten backen.
Den Puderzucker mit Zitronensaft verrühren und die Plätzchen noch heiß damit bestreichen. Die Herzen schmecken auch ohne Guß sehr gut.

Nährwert eines Herzens:
35 kcal bzw. 145 kJ
0,6 g Eiweiß, 1,8 g Fett, 2,9 g Kohlenhydrate
16 mg Cholesterin, 0,2 g Ballaststoffe

Schokoschnitten (150 Stück)

200	g	Margarine oder Butter
150	g	Zucker
100	g	geriebene Schokolade
200	g	Mandeln, mit der Schale gerieben
5		Eier
100	g	Vollkornmehl

Guß:

100	g	Schokolade
20	g	Hartfett (pflanzlich, ungehärtet)

Das Fett mit dem Zucker sehr schaumig rühren, alle Zutaten untermischen, die Masse auf ein gefettetes Backblech streichen und bei 170 - 180 °C ca. 15 - 20 Minuten backen – auf dem Blech erkalten lassen. Nun gleichmäßige Schnitten schneiden und die im Wasserbad zerlassene Kuvertüre darüber verteilen.

Die Schnitten halten sich in Dosen wochenlang frisch.

Nährwert eines Stückes:
34 kcal bzw. 144 kJ
0,6 g Eiweiß, 2,5 g Fett, 2,25 g Kohlenhydrate
10 mg Cholesterin, 0,2 g Ballaststoffe

Elisenlebkuchen (70 Stück)

4		*Eier*
400	*g*	*gemahlene Mandeln*
		oder zur Hälfte Nüsse
2-3	*Tr.*	*Bittermandelaroma oder Rosenöl*
100	*g*	*Honig*
100	*g*	*Zucker*
		Prise Nelkenpulver
1	*TL*	*Zimt*
50	*g*	*Hirseflocken (je nach Eigröße)*
		Oblaten

Schokoglasur:

1	*Tafel*	*Schokolade zartbitter*
20	*g*	*Kokosfett*

Die Eier mit Honig und Zucker zu fester Schaummasse schlagen, die Mandeln und Gewürze unterheben und soviel Hirseflocken, daß die Masse gut streichfähig wird. Den Teig 1 Stunde ruhen lassen. Auf Oblaten kleine Häufchen setzen und bei 150 °C etwa 30 Minuten trocknen lassen. Die Schokolade mit dem Fett im Wasserbad schmelzen und die abgekühlten Lebkuchen damit bestreichen.

Nährwert eines Stückes:
61 kcal bzw. 258 kJ
1,6 g Eiweiß, 4,2 g Fett, 4,4 g Kohlenhydrate
17 mg Cholesterin, 0,6 g Ballaststoffe

WEIHNACHTSGEBÄCK

Nußgebäck mit Häubchen (50 Stück)

3		*Eiweiß*
250	*g*	*Zucker*
200	*g*	*Nüsse, gerieben*
50	*g*	*Hirseflocken*

Eiweiß mit Zucker 20 Minuten lang schlagen, bis die Masse völlig glatt ist, und etwa 1/3 wegnehmen für den Guß. Die geriebenen Nüsse und Hirseflocken unterheben und auf Oblaten ca. 1 cm dick glattstreichen.

Das Zuckerhäubchen darauf streichen und die Plätzchen im Ofen bei ca. 160 °C 20 - 25 Minuten trocknen lassen.

Nährwert eines Stückes:
29 kcal bzw. 121 kJ
0,8 g Eiweiß, 2,5 g Fett, 6,2 g Kohlenhydrate
kein Cholesterin, 0,3 g Ballaststoffe

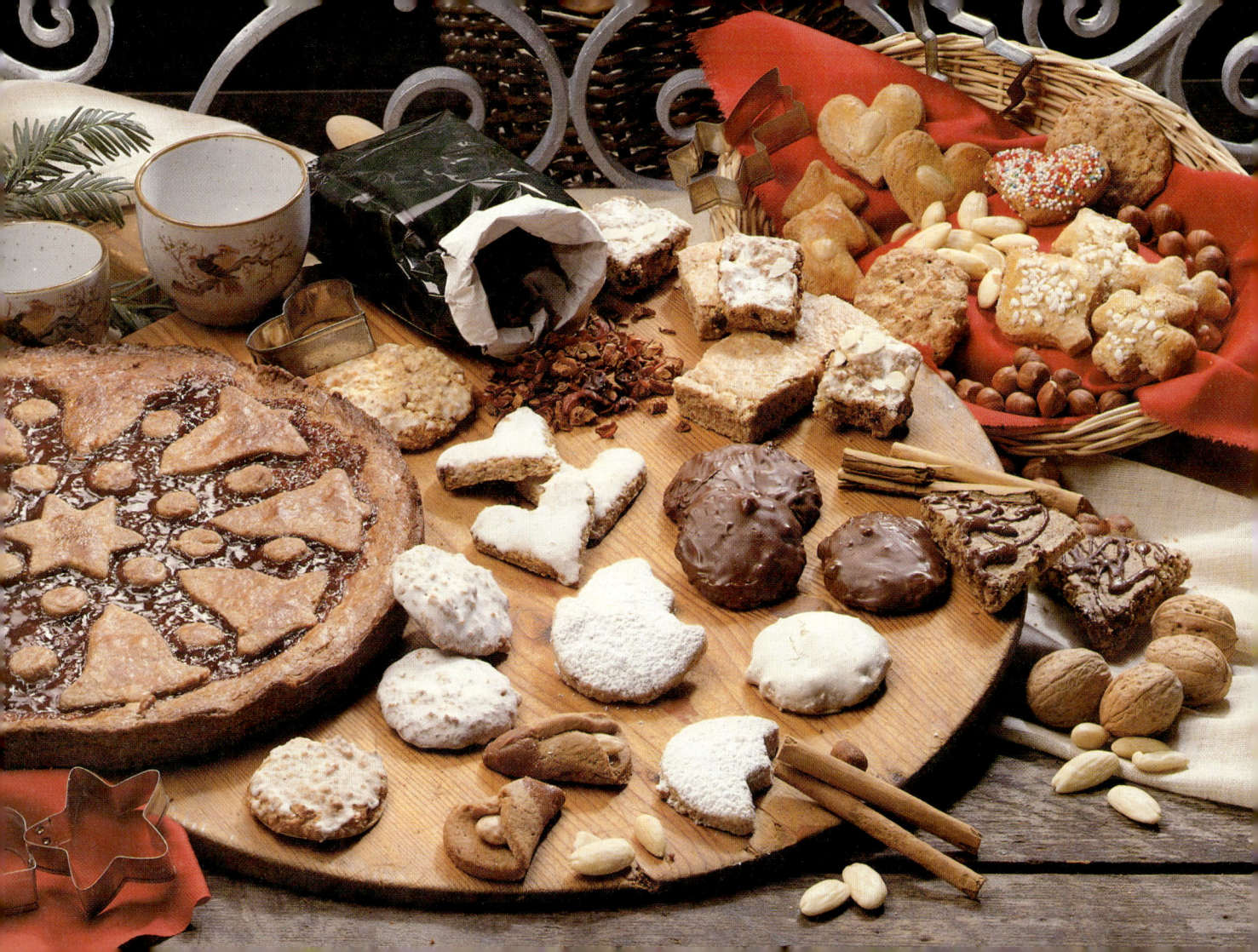

Haferflockenplätzchen (50 Stück)

75	*g*	*Margarine*
125	*g*	*grobe Haferflocken*
75	*g*	*Zucker*
1		*Ei*
3-4	*Tr.*	*Bittermandel-Aroma*
50	*g*	*Vollkornmehl*
1	*TL*	*Backpulver*

Die Haferflocken unter Rühren in dem Fett bräunen, einen EL Zucker mitrösten und die Flocken kaltstellen. Das Ei mit Zucker sehr schaumig rühren, Mehl, Backpulver und Haferflocken unterziehen und die Masse in Häufchen auf ein gefettetes Backblech setzen.
Bei 175 - 200 °C 12 - 15 Minuten backen.

Nährwert eines Stückes:
32 kcal bzw. 132 kJ
0,6 g Eiweiß, 1,5 g Fett, 3,7 g Kohlenhydrate
6 mg Cholesterin, 0,3 g Ballaststoffe

Früchteschnitten (120 Stück)

150	g	Weinbeeren
150	g	Feigen
200	g	Aprikosen
200	g	Nüsse
100	g	Mandeln (geschält)
3		Eigelbe
100	ml	heißes Wasser
2	TL	Zimt
Schale von 2 Zitronen und 1 Orange		
250	g	Vollkornmehl (Dinkel oder Weizen)
1		Backpulver

Guß:

100	g	Puderzucker
		etwas Zitronensaft

Zum Verzieren:

Mandelblättchen

Die Früchte und Nüsse grob hacken. Die Eigelbe mit Wasser zu einer Schaummasse schlagen, Mehl und Backpulver unterheben und die Früchte mit Zitronen- und Orangenschale untermengen. Den Teig etwa 2 cm dick auf ein Backblech streichen, bei 175 - 200 °C etwa 30 Minuten backen.

Nach dem Abkühlen mit Zitronenglasur aus Puderzucker und etwas Zitronensaft bestreichen und mit Mandelblättchen verzieren. Das Gebäck in kleine Rauten oder Quadrate schneiden.

Nährwert eines Stückes:
37 kcal bzw. 154 kJ
0,8 g Eiweiß, 1,3 g Fett, 4,9 g Kohlenhydrate
8 mg Cholesterin, 0,8 g Ballaststoffe

WEIHNACHTSGEBÄCK

Zimtkränze (60 Stück - Eigelbverwertung)

100	g	Butter oder Margarine
70	g	Honig
2		Eigelbe
1	EL	Kirschwasser
2	TL	Zimtpulver
1/2	TL	gemahlene Nelken
200	g	gemahlene Mandeln
120	g	Vollkornmehl

Das Fett mit Honig, Eigelben und Kirschwasser sehr schaumig schlagen. Die Gewürze, Mandeln und das Mehl unterrühren und dann kühlstellen.
Den Teig in eine Gebäckspritze füllen, kleine Kränze von ca. 4 cm auf das Backblech spritzen und bei 200 °C 10 - 12 Minuten backen.

Nährwert eines Stückes:
44 kcal bzw. 185 kJ
1 g Eiweiß, 3,4 g Fett, 2,5 g Kohlenhydrate
11 mg Cholesterin, 0,6 g Ballaststoffe

Butterspekulatius (80 Stück - ohne Ei)

180	g	kalte Butter oder Margarine
150	g	Zucker
1	TL	Zimt
1	Msp.	Kardamon
1	Msp.	gemahlene Vanille
500	g	Vollkornmehl (Dinkel oder Weizen)
6	EL	Wasser

Zum Bestreuen:

20	g	Mandelblättchen

Das Fett in kleine Würfel schneiden, mit Gewürzen, Zucker und Mehl verkneten, bis feine Brösel entstehen. Zuletzt das Wasser zufügen und den Teig abgedeckt kühlstellen. Ein Backblech mit Backpapier auslegen und mit Mandelblättchen ausstreuen. Den Mürbteig ausrollen, in Formen ausstechen und auf das Blech legen.

Die Spekulatius bei 175 - 200 °C auf mittlerer Schiene etwa 12 Minuten backen.

Nährwert eines Stückes:
44 kcal bzw.186 kJ
0,8 g Eiweiß, 2,1 g Fett, 5,8 g Kohlenhydrate
0,2 mg Cholesterin, 0,6 g Ballaststoffe

WEIHNACHTSGEBÄCK

Sesamsterne (50 Stück)

30	g	Sesamsamen
120	g	Butter oder Margarine
80	g	Honig
1		Eigelb
1/2	TL	Backpulver
200	g	Vollkornmehl

Zum Bestreichen:

1		Eiweiß
30	g	Sesamsamen zum Bestreuen

Die Sesamsamen in einer trockenen Pfanne leicht anrösten. Das Fett mit Honig und Eigelb sehr schaumig schlagen, Mehl und Backpulver darunter kneten und alles etwa 1 Std. kühlstellen. Den Teig ausrollen, Sterne ausstechen, auf ein mit Backpapier ausgelegtes Backblech legen, mit verquirltem Eiweiß bestreichen und reichlich mit Sesam bestreuen.
Die Sesamsterne auf mittlerer Schiene bei 200 °C etwa 15 Minuten backen.

Nährwert eines Stückes:
43 kcal bzw. 181 kJ
1 g Eiweiß, 3 g Fett, 3,8 g Kohlenhydrate
6 mg Cholesterin, 0,7 g Ballaststoffe

Hirseplätzchen (45 Stück)

50	g	Sultaninen
		abgeriebene Schale einer Orange
100	g	Butter oder Margarine
50	g	Honig
1		Ei
1	EL	Kirschwasser
1	TL	Backpulver
50	g	Vollkornmehl
150	g	Hirse, fein gemahlen

Die Sultaninen in feine Stückchen schneiden. Das Fett mit Honig, Kirschwasser und Ei sehr schaumig rühren, Mehl, Backpulver und Hirse untermischen und mit zwei Teelöffeln kleine Häufchen auf ein Backblech setzen. Die Plätzchen auf mittlerer Schiene bei 200 °C etwa 15 Minuten backen.

Nährwert eines Stückes:
40 kcal bzw. 168 kJ
1 g Eiweiß, 3 g Fett, 4 g Kohlenhydrate
7 mg Cholesterin, 0,3 g Ballaststoffe

WEIHNACHTSGEBÄCK

Früchtekuchen (20 Scheiben)

3		Eier
50	g	Honig oder Zuckerrübensirup
		Prise Salz
125	g	Butter oder Margarine
125	g	gemahlene Haselnüsse
4	cl	Weinbrand oder Whisky
100	g	Hirseflocken
50	g	Vollkornmehl (Dinkel oder Weizen)
1/2	P.	Backpulver
200	g	Trockenobst, eingeweicht
100	g	Zitronat
100	g	Orangeat

Die Eier mit Honig oder Sirup und Salz sehr schaumig rühren. Das Fett, die gehackten Nüsse, Weinbrand, Hirseflocken und Mehl mit Backpulver eßlöffelweise unterrühren. Das abgetropfte und gewürfelte Obst untermischen und den Teig in eine gut gefettete Kastenform füllen. Im Backofen bei 175 °C etwa 80 Minuten backen. Nach der Hälfte der Backzeit den Kuchen abdecken. Den Kuchen mehrere Tage gut verpackt durchziehen lassen.

Nährwert einer Scheibe:
186 kcal bzw. 778 kJ
3,3 g Eiweiß, 11 Fett, 20 g Kohlenhydrate
48 mg Cholesterin, 2,5 g Ballaststoffe

Dinkel-Apfelbrot mit Nüssen (20 Scheiben)

750	g	Äpfel
250	g	Zuckerrohrgranulat
8	cl	Rum (3-5 Gläschen)
500	g	Dinkelvollkornmehl
1 1/2	P.	Backpulver
250	g	verschiedene Nüsse
1	EL	Kakao
1	TL	Zimt
		Prise Nelkenpulver
1/2	TL	Lebkuchengewürz
		Prise Salz

Die geraspelten Äpfel mit Zuckerrohr und Rum vermischen und über Nacht ziehen lassen. Alle restlichen Zutaten untermischen und in ein bis zwei gefettete Kastenformen füllen.

Die Apfelbrote bei 180 °C 60 - 70 Minuten backen.

Nährwert einer Scheibe:
253 kcal bzw. 1058 kJ
5 g Eiweiß, 11 g Fett, 34 g Kohlenhydrate
kein Cholesterin, 4,3 g Ballaststoffe

Nikoläuse oder Grattimänner (6 Stück)

250	g	Dinkelvollkornmehl
250	g	Mehl Type 1050
300	ml	Milch, 1,5% Fett
40	g	Zucker
10	g	Vanillezucker
40	g	Butter oder Margarine
10	g	Hefe
50	g	Weinbeeren zum Verzieren

Alle Zutaten sehr gut miteinander verkneten und den Teig zugedeckt 60 - 80 Minuten gehen lassen. Den Teig noch einmal sehr gut durcharbeiten und in vier gleiche Teile teilen. Jedes Teil zu einer länglichen Kugel formen, einen kleinen Kopf ansatzweise abdrehen und den Bauch mit Spitzform nach unten etwas plattklopfen. In diesen Bauch von unten einen 3 - 4 cm langen Schnitt einschneiden (Beine) und in den Rumpf links und rechts die Arme durch einen glatten Schnitt verdeutlichen. Am Kopf ein Stückchen zu einem Zipfel ziehen, Arme und Beine auseinanderbiegen und den Kerl mit Rosinen für Augen, als Knöpfe an der Weste und Bommel in der Zipfelmütze verzieren. Am Fuß einen Stiefelabsatz einkerben. Die Männer auf gefettete Bleche setzen, mit Wasser bepinseln, noch etwas gehen lassen. Im vorgeheizten Backofen bei etwa 200 - 220 °C 15 - 20 Minuten backen.

Nährwert eines Männleins:
401 kcal bzw. 1679 kJ
11 g Eiweiß, 8 g Fett, 71 g Kohlenhydrate
3 mg Cholesterin, 6 g Ballaststoffe

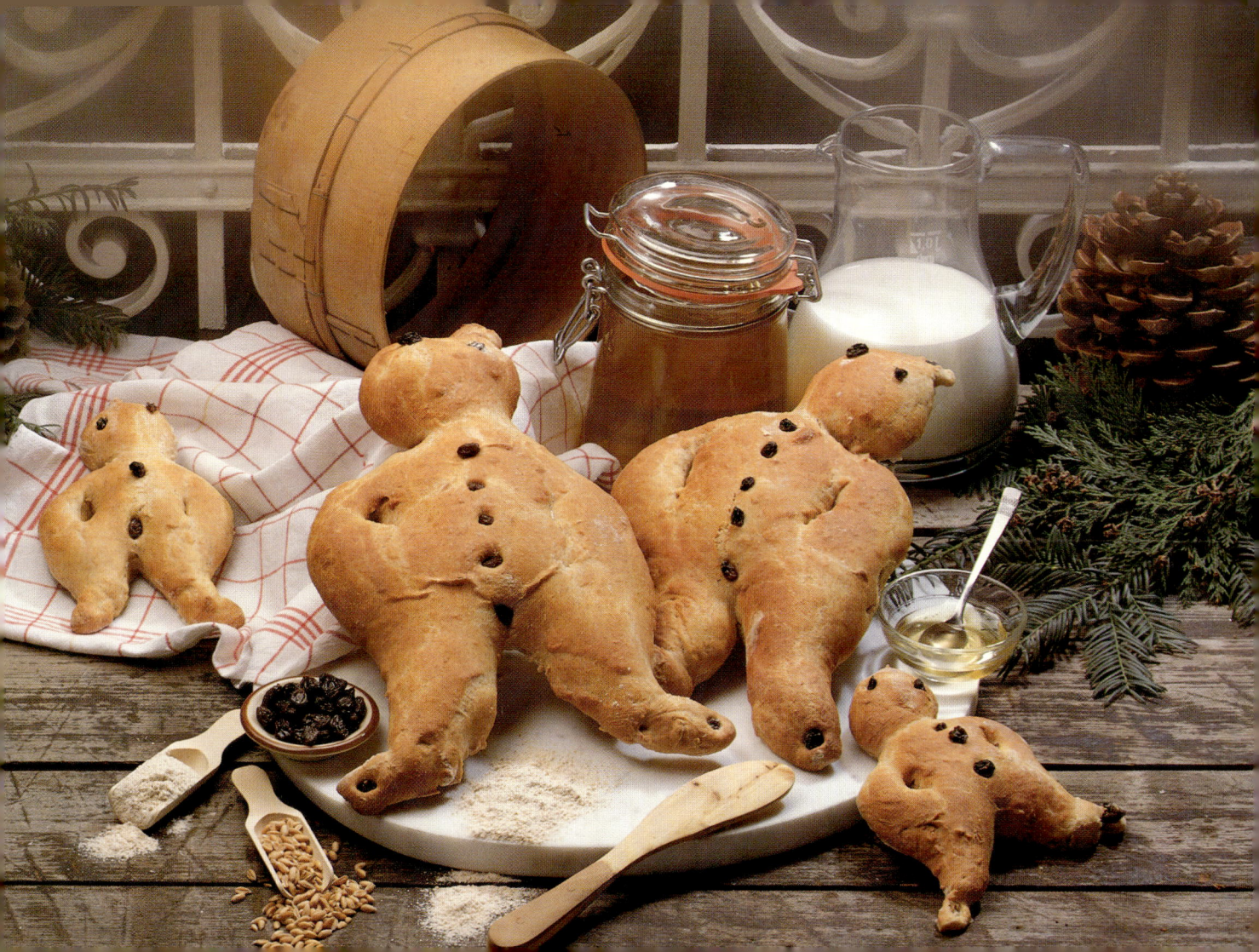

Mandel-Quarkstollen (30 Scheiben)

500	g	Dinkelvollkornmehl
1	P.	Backpulver
200	g	Zucker
1	Msp.	Vanille
		Prise Salz
4	Tr.	Bittermandelbacköl
2	cl	Rum
1		Zitrone (Saft und Schale)
1	Msp.	Muskat
2		Eier
150	g	Margarine oder Butter
250	g	Magerquark
125	g	Korinthen
125	g	Weinbeeren
150	g	Mandeln, gehackt
50	g	Zitronat, feingehackt

Zum Bestreichen:

50	g	Butter

Zum Bestäuben:

50	g	Puderzucker

Die Rosinen und Korinthen in etwas Wasser mit Rum einweichen.

Alle Zutaten rasch miteinander verkneten. Den Teig längs plattdrücken, zur Hälfte in die Mitte einschlagen und den Stollen auf ein gefettetes Backblech legen.

Den Backofen auf 250 °C vorheizen, den Stollen bei 160 - 180 °C etwa 60 Minuten backen.

Sofort nach dem Backen den Stollen mit Butter bestreichen und mit Puderzucker von allen Seiten besieben.

Nährwert von einer Scheibe:
206 kcal bzw. 863 kJ
5 g Eiweiß, 10 g Fett, 26 g Kohlenhydrate
25 mg Cholesterin, 2,5 g Ballaststoffe

Lebkuchen - Grundrezept
(für große Ausstechformen oder Knusperhäuschen)

1	kg	Vollkornmehl (Dinkel oder Weizen)
500	g	Honig
300	g	Zucker
25	g	Zitronat, fein gehackt
25	g	Orangeat, fein gehackt
200	g	Margarine oder Butter
2		Eier
1	P.	Backpulver
1	EL	Zimt
1	Msp.	Nelken
200	g	Nüsse oder Mandeln, gemahlen
ca.150	ml	Wasser

Den flüssigen Honig mit dem Zucker, Mehl und allen restlichen Zutaten vermischen und 1 - 2 Stunden kühlstellen.

Den Teig mit Mehl Type 1050 etwa 3/4 cm dick ausrollen, Formen ausstechen oder ausschneiden. Für das Knusperhäuschen nach Schablonen den Teig ausschneiden, von den Resten Tannenbaum und Streifen für Scheiterhaufen oder Zäune schneiden. Alles auf Backpapier legen.

Die Lebkuchen nach Belieben mit ganzen Nüssen, halbierten Mandeln oder Rosinen verzieren und mit Kondensmilch bestreichen. Im vorgeheizten Backofen bei ca. 180 °C etwa 20 - 25 Minuten backen.

Für das Knusperhäuschen die Ränder direkt nach dem Backen gerade schneiden und völlig erkalten lassen.

Nährwert von 100 g Lebkuchen:
379 kcal bzw. 1587 kJ
7 g Eiweiß, 13 g Fett, 35 g Kohlenhydrate
27 mg Cholesterin, 6 g Ballaststoffe

Knusperhäuschen

1	*Rezept*	*Lebkuchenteig*
2	*Rezepte*	*Eiweißglasur*

Hinter die Fenster- und Türausschnitte rotes Seidenpapier oder rote Blattgelatine mit Eiweißglasur kleben.

Die gebackenen und zurechtgeschnittenen Teile des Häuschens nach und nach zusammensetzen. Dabei die Klebeflächen der Kanten mit Eiweißglasur versehen und solange zusammenhalten, bis die Glasur anzieht. Das fertige Häuschen evtl. mit einer Schnur ringsum zusammenhalten, bis es vollständig getrocknet ist. Nun das Haus auf eine geeignete Unterlage (Brett) setzen, mit der Glasur an die Dachränder Eiszapfen spritzen, Kanten und Dach verzieren, sowie Fensterrahmen, Tür, Scheiterhaufen, Zäune und Tannenbaum nach Belieben verzieren.

Das Dach kann mit Puderzucker bestäubt werden. Gebäck, Lebkuchen, Mandelhälften und Nüsse mit Hilfe der Glasur ankleben und auf den Kamin etwas Watte setzen. Den Boden rings um das Häuschen mit Puderzucker besieben.

Nährwerte:
siehe Lebkuchenteig (Seite 191) und
Eiweißglasur (Seite 194)

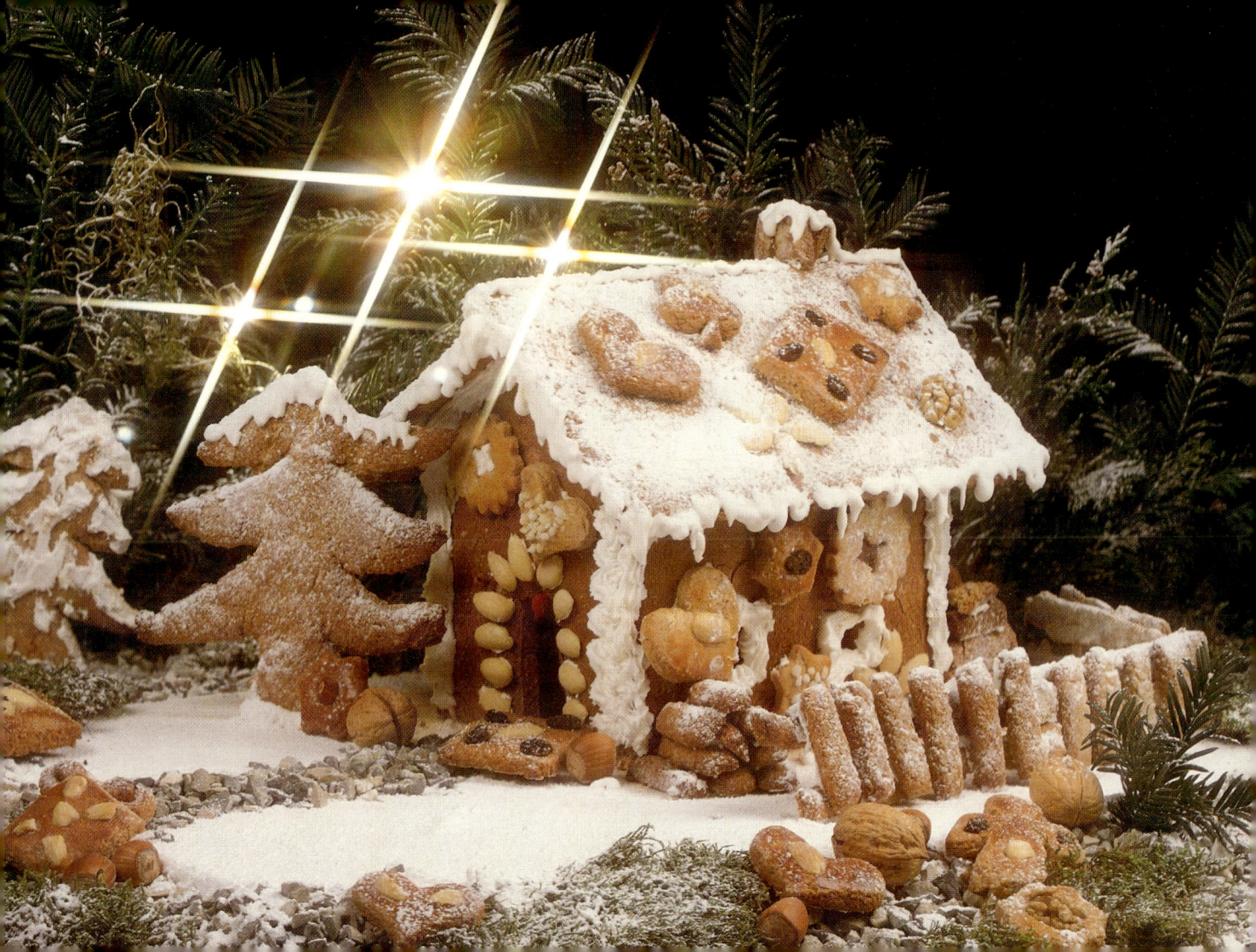

WEIHNACHTSGEBÄCK

Eiweißglasur

1		Eiweiß
250	g	Puderzucker
1	TL	Zitronensaft

Den gesiebten Puderzucker mit Eiweiß und Zitronensaft etwa 5 Minuten glatt und glänzend schlagen. Mit einer Spritztülle sofort verwenden zum Kleben und Verzieren. Während der Spritzarbeit die Glasur gut mit Folie oder Teller abdecken, um die Krustenbildung zu verhindern.

Nährwert der Glasur:
1026 kcal bzw. 4292 kJ
4 g Eiweiß, kein Fett, 252 g Kohlenhydrate
kein Cholesterin, keine Ballaststoffe

Lernen Sie, richtig zu genießen!

Grundregel: *"Egal was Sie essen, wesentlich ist das wie."*

Daß Eßgenuß nicht nur ein körperliches Erlebnis ist, sondern auch der Seele guttut, ist altbekannt. Um aber diesen ganzheitlichen Genuß zu erfahren, müssen wir richtig essen, das heißt, alle beteiligten Sinne mit einschalten.

Nehmen Sie sich Zeit, sammeln Sie Ihre Gedanken und richten Sie sie auf das Eßgut.

Vertrauen Sie auf den Grundsatz: "Es gibt kein schlechtes Nahrungsmittel, lediglich eine schlechte Dosis." Und die Dosis signalisiert Ihnen Ihr Körper, wenn Sie auf Ihn achten!

ESSÜBUNG

Übungsfolge:

1. Versuchen Sie, sich völlig zu entspannen. Versuchen Sie, sich vorzustellen, wie das, was Sie jetzt essen möchten, Ihren Körper stärkt und Ihnen gut tun wird.

2. Nehmen Sie sich Zeit. Betrachten Sie das, was Sie jetzt essen wollen, von allen Seiten. Wie sieht es eigentlich aus? Welche Farben hat es? Der Reiz über die Augen regt bereits das Verdauungssystem an, und es kann Ihnen bereits das "Wasser im Munde zusammenlaufen".

3. Nehmen Sie den Duft bewußt auf. Haben Sie schon einmal wahrgenommen, wie gut z.B. der Apfel duftet, wie das Schokoladenaroma erkennbar ist? Genießen Sie den urtypischen Duft Ihrer Speise!

4. Nun essen Sie ganz in Ruhe, in kleinen Bissen und beobachten Sie sich und Ihre Empfindungen dabei:
   - wie schmeckt es?
   - wie fühlt es sich auf der Zunge an?

Kauen Sie so lange, bis der Bissen ganz zerkleinert und gut eingespeichelt ist, bis Sie ihn hinunterschlucken.

Bedenken Sie dabei: die Geschmacksnerven im Mund liegen auf der Zunge. Vorne ist "süß", an den Seiten "salzig", und erst ganz hinten auf der Zunge empfinden wir den Geschmack "bitter".

Solange Sie also den Bissen im Mund haben, können Sie tatsächlich die Speise genießen. Ist der Bissen schnell hinuntergeschluckt, ist das eigentliche Genußerlebnis weg! Und wenn Sie zu den Schnellessern gehören, die Genußmittel nur so verschlingen, dann können Sie nur noch dick davon werden und haben noch nicht einmal ein Viertel vom echten Genuß ausgekostet.

5. Lassen Sie sich weiter Zeit! Schmecken Sie jedem Bissen aufmerksam und konzentriert nach. Vielleicht sind Sie überrascht, wieviel Geschmack Ihre Speise enthält, wie lange der Geschmack nachhält und wieviel Wärme, Energie und Kraft es Ihnen geben kann. Das Signal der Sättigung vom Magen zum Gehirn braucht etwa fünfzehn Minuten. Wenn Sie schnell essen, schaffen Sie also ein vielfaches von dem, was Sie eigentlich benötigen!

6. Sie werden erstaunt sein, wie schnell Sie satt sind! Hören Sie einfach auf zu essen, wenn Sie das Signal verspüren, und genießen Sie das angenehme Gefühl in Bauch und Mund.

Richtig essen, schmecken und genießen ist ein Erlebnis, das sowohl unseren Körper als auch unsere Seele und den Geist stärkt. Je öfter Sie die Eßübung wiederholen, um so natürlicher wird Ihre Einstellung zum Essen, zu den Nahrungsmitteln und zur Eßmenge werden. Sie werden trotz Genuß nicht mehr ständig um Ihre Pfunde kämpfen müssen.

REZEPTVERZEICHNIS

REZEPTVERZEICHNIS

NOTIZEN

NOTIZEN

NOTIZEN

In dieser Reihe bisher erschienen:

Stefanie Barschdorf:
Gute Kochideen für Ihre Gesundheit

Dieses praktische Kochbuch beinhaltet erprobte Erfolgsrezepte der Autorin, welche die Umsetzung einer ballaststoffreichen, fettarmen Ernährung auf schmackhafte Weise ermöglichen.

Stefanie Barschdorf:
Das Kurprogramm für Ihre Gesundheit

In diesem Buch zeigt die Autorin, wie man ein wohltuendes Kurprogramm für sich selber zusammenstellen kann.